MANUAL DE PONTOS DE ACUPUNTURA

MANUAL
DE PONTOS DE
ACUPUNTURA

Guia do Paciente para Localização e
Funções de Mais de
400
Pontos de Acupuntura

Deborah Bleecker, Acupunturista
Certificada, Mestre em Ciências da
Medicina Oriental

Isenção de Responsabilidade

Draycott Publishing, LLC

978-940146-84-3

File 123120

Revisão da tradução: Maristela Leal Casati

Índice

A verdadeira riqueza é a saúde, e não objetos de ouro e prata.

Mahatma Gandhi

Introdução

Este livro foi escrito para pessoas interessadas em saber como a acupuntura funciona. Para entender a acupuntura, é preciso ver como cada ponto funciona. Cada ponto da acupuntura tem muitas funções. Todos eles regulam o corpo e restauram a função normal.

Embora eu tenha incluído informações sobre a teoria da medicina chinesa, não é preciso entendê-la para se beneficiar deste livro. Cada ponto é totalmente explicado tanto na teoria da medicina chinesa quanto na teoria da medicina ocidental.

Existem mais de 400 pontos de acupuntura neste livro. Eu poderia facilmente ter feito um livro com 800. São tantos os tipos de acupuntura e tantas as formas de usar os pontos de acupuntura que o tema é infinito.

Imagens dos Meridianos

As imagens dos meridianos que se encontram no início de cada seção de meridianos incluem os números dos pontos. Devido ao número de pontos em algumas áreas, nem sempre é possível numerar todos os pontos. Para localizações mais precisas, consulte os pontos individuais. Também incluí imagens mostrando como localizar alguns dos pontos mais utilizados.

Acupressão

Caso você queira se tratar com acupressão, acrescentei uma explicação de como se tratar de forma eficaz. Por favor, saiba que existe muita desinformação on-line. Sempre solicite as credenciais da pessoa que está lhe fazendo recomendações. Não é que você se prejudicaria com conselhos que não sejam corretos, mas o problema é que você poderia concluir que acupressão não funciona.

Consulte um Acupunturista Certificado

Caso você queira fazer acupuntura, é melhor procurar um acupunturista certificado. Para ser certificado pelo estado (do Texas), o acupunturista precisa ter cursado uma escola de acupuntura, que é um programa de nível de pós-graduação. Um acupunturista certificado tem diploma em Medicina Oriental.

Tenho mestrado em Medicina Oriental, ou MSOM (da sigla em inglês Master of Science in Oriental Medicine). Outros acupunturistas podem ter diferentes tipos de formação, mas o objetivo é encontrar alguém que tenha estudado medicina chinesa por três ou quatro anos em uma escola. Isto garantirá que você obtenha o melhor atendimento possível. A medicina oriental inclui todos os aspectos da medicina chinesa, como fitoterapia chinesa, acupuntura, Gua Sha, ventosaterapia, moxabustão e Tui Na, que é a massagem terapêutica chinesa.

Funções dos Pontos

Escolhi as funções e sintomas dos pontos mais utilizados associados a cada ponto. Coletei informações de várias fontes. Incluí como os pontos funcionam na medicina chinesa quando for importante saber. Na maioria dos casos, as funções são explicadas usando a terminologia da medicina moderna.

Listas com Itens para os Principais Pontos de Acupuntura

Os pontos de acupuntura mais utilizados geralmente são os pontos que têm mais indicações ou funções. Indiquei quais pontos se costuma usar fazendo uma lista de indicações com itens.

Os pontos principais costumam ter muitas funções e são muito mais fortes que outros pontos no meridiano. Existem alguns pontos que raramente são utilizados. Eles podem ser usados para tratar dor em combinação com outros pontos no meridiano, mas é menos provável que sejam usados para tratar doenças internas.

Acupuntura Inacreditável

Você pode achar difícil acreditar que os pontos fazem o que a lista indica que fazem. Você não é o único. A acupuntura surpreende sempre e, mesmo depois de 20 anos estudando-a, eu continuo a aprender novos pontos e novas formas de usar os pontos que eu conheço há 20 anos.

A medicina chinesa é uma medicina muito rica. Após mais de 2.000 anos de uso, ela continua crescendo. Embora as pesquisas modernas ainda não tenham conseguido explicar como a acupuntura funciona, há milhares de anos ela mostra que funciona como a principal forma de medicina na China. Ela é capaz de curar os problemas que a medicina moderna não consegue porque ajuda o corpo a se curar. A acupuntura restaura a função saudável do corpo. Ela ajuda seu corpo a se curar por conta própria. Se você já foi saudável, seu corpo sabe como se curar sozinho. Ele só precisa de um estímulo para fazer isso.

Localização dos Pontos

A maioria dos pontos de acupuntura se localiza em ambos os lados do corpo. Você pode tratar qualquer um dos lados. Alguns pontos ficam no meio do corpo, como os do meridiano do Vaso Concepção (Ren) ou o meridiano do Vaso Governador (Du). Contudo, existem pontos especiais que são tratados em apenas um lado.

Acupuntura durante a Gravidez

Existem pontos que não devem ser utilizados durante a gravidez. Você vai descobrir que diferentes fontes citam pontos diferentes. Os pontos mais citados como aqueles a ser evitados durante a gravidez são: Baço 6, Intestino Grosso 4, Vaso Concepção 4, Bexiga 31, 32, 33, 34, Vesícula Biliar 21 e Bexiga 60. Estes pontos são contraindicados durante a gravidez, o que significa que eles deverão ser evitados durante a gravidez.

Embora a acupuntura durante a gravidez ajude a mãe a ter um bebê muito calmo, estes pontos normalmente são evitados, a menos que a mãe esteja pronta para dar à luz. Além de usar a acupressão no Pericárdio 6 para tratar enjoo durante a gravidez, o ponto Bexiga 67 é usado para virar o bebê quando ele está sentado.

Embora alguns pontos não devam ser usados durante a gravidez, é altamente improvável que haja algum problema. Na verdade, alguns acupunturistas se especializam em tratar mulheres durante a gravidez para aliviar problemas associados à gravidez ou para aliviar o estresse e melhorar os níveis de energia. Eu não recomendo acupressão para mulheres grávidas sem a recomendação profissional de um acupunturista. Por favor, consulte um acupunturista certificado para obter ajuda.

Nomes dos Meridianos

Cada meridiano possui um nome. Aqui nos Estados Unidos, alguns dos meridianos costumam ser chamados por seus nomes em inglês, e outros, por seus nomes em chinês, como o meridiano Ren. Isso pode variar de país para país. O meridiano Ren também é chamado de Vaso Concepção. O meridiano Du também é chamado de Vaso Governador. Os nomes dos meridianos indicam a que órgãos eles se ligam, mas isso não significa que eles façam apenas isso. Cada meridiano está interligado a outros meridianos. É praticamente impossível tratar uma enfermidade isolada. Cada ponto possui muitas funções, e os meridianos estão interligados.

Outros autores podem usar nomes diferentes para meridiano, como "canal" e "vaso". Um meridiano é um caminho no corpo. Quando você estimula um ponto de acupuntura, ele estimula uma melhor circulação no meridiano tratado e também nos órgãos associados a ele e nos meridianos que estão interligados a ele.

Observações para os Acupunturistas

Este livro não pretende ser um guia de estudo para acupunturistas. Ele não inclui o nome chinês para todos os pontos, a profundidade de inserção da agulha ou o ângulo de inserção. Os pontos estão apresentados apenas por número, exceto aqueles que não tenham um número que normalmente se atribua a ele, como os pontos extras. Os meridianos são listados em ordem alfabética para facilitar a localização dos pontos.

As forças naturais dentro de nós são os verdadeiros curadores de doenças.

Hipócrates

Capítulo 1

Como Funciona a Acupuntura

Não é preciso entender como funciona a acupuntura para se tratar com acupressão ou aprender o que cada ponto faz, mas a beleza da medicina chinesa é que ela tem seu próprio sistema de diagnóstico e tratamento. Não é preciso, por exemplo, saber exatamente que tipo de problema digestivo você tem: os pontos que regulam sua digestão podem ser tratados e seu corpo se cura sozinho.

Como a Acupuntura Trata a Dor

Dor é um assunto vasto. Há muitas formas de usar a acupuntura para aliviar a dor. O fundamental é lembrar que a acupuntura de todos os tipos *restabelece o fluxo normal do sangue para a área dolorida*. A dor é causada por uma insuficiência de fluxo sanguíneo saudável. Depois que a circulação sanguínea melhora, o corpo pode se curar sozinho.

Existem muitas opções para tratar a dor. Existem dezenas de formas para tratar cada tipo de dor. A acupuntura também ajuda a quebrar o tecido cicatricial e a relaxar a musculatura retesada. Ocorre um alívio na dor neuropática quando a acupuntura restaura a circulação saudável na área afetada.

Quando você faz acupuntura para tratar dor, na maioria dos casos outros problemas de saúde podem ser tratados ao mesmo tempo. É, de fato, um tratamento holístico. O corpo inteiro é tratado. A acupuntura não trata sintomas: ela trata a causa subjacente da doença e ajuda o corpo a resolvê-la completamente.

Local ou Distal?

Os pontos *locais* estão localizados perto do lugar da dor. Os pontos *distais* estão localizados mais longe. A dor nas costas pode ser tratada escolhendo entre cerca de 100 pontos de acupuntura. Há pontos na mão, no braço, na perna, na orelha e em outros lugares que aliviam a dor nas costas. O tipo de dor que você tem determina quais pontos serão mais eficazes. Há vários pontos na mão que são muito fortes para aliviar a dor nas costas. O estilo do seu acupunturista também determinará quais pontos são escolhidos.

Para tratar a dor, os acupunturistas determinam qual meridiano está afetado. Quando se estimulam os pontos do meridiano afetado, restaura-se a circulação normal. Tratamos não apenas o meridiano afetado, mas também os pontos nos meridianos mais fortes da região. A acupuntura distal é feita tratando os pontos que equilibram o meridiano afetado. Como já disse, existem centenas de formas de tratar a dor com acupuntura. Um tratamento básico para dor no braço, por exemplo, pode incluir Intestino Grosso 4, 11, e 15. Estes pontos restauram intensamente a circulação saudável no braço.

Como a Acupuntura Trata as Emoções

Na medicina chinesa, os desequilíbrios físicos podem levar a desequilíbrios emocionais. Não existe separação entre a mente e o corpo. A mente afeta o corpo e vice-versa. Tratar o corpo com acupuntura e ervas chinesas é muito benéfico para a saúde emocional. Você não consegue estar saudável emocionalmente se não estiver saudável fisicamente.

As emoções como ansiedade ou estresse estão correlacionadas a desequilíbrios em órgãos específicos. O estresse, por exemplo, está relacionado ao fígado. A ansiedade geralmente está relacionada ao coração. O estresse pode ser tratado pelo meridiano do fígado. Fígado 2 e 3 são os pontos mais utilizados para o fígado, embora o Baço 6 também regule o fígado. Ansiedade e insônia podem ser tratadas regulando e acalmando o coração.

Pontos como Pericárdio 6 e Coração 7 costumam ser usados para ansiedade e insônia. Muitas vezes há outros desequilíbrios que precisam ser tratados. Na verdade, a maioria das pessoas tem diversos sistemas de órgãos fora de equilíbrio.

Diagnóstico da Medicina Chinesa

Um diagnóstico na medicina chinesa inclui fazer diversas perguntas. Estas perguntas nos dizem como o seu corpo está funcionando. As perguntas podem não parecer relacionadas à sua doença, mas na medicina chinesa elas estão. Vamos examinar sua língua para ver a cor geral e o revestimento, assim como a forma. Pegamos seu pulso para sentir sua pulsação, o que nos fornece mais informações sobre a sua saúde.

Existem dezenas do que chamamos de *Padrões de Órgãos* na medicina chinesa. Você pode ter um, ou pode ter muitos. Depois de feito o diagnóstico, a acupuntura tratará os desequilíbrios subjacentes. Sintomas que parecem não estar relacionados ao seu problema de saúde podem ser muito importantes para o seu diagnóstico pela medicina chinesa. Os sintomas desaparecem quando se resolve o desequilíbrio subjacente.

Yin e Yang

Você já deve ter ouvido falar de Yin e Yang e se perguntou o que seriam. A teoria por trás deles é bastante extensa, mas quero que você tenha uma noção básica do que eles são porque determinados pontos de acupuntura tratam o Yin e alguns tratam o Yang.

Pense no Yang como o quente, o seco e a energia. Ele está relacionado com o impulso e pode ser associado à testosterona. À medida que envelhecemos, nossos rins enfraquecem. Isso causa uma redução nos hormônios. Yin é o frio e o úmido. O Yin se correlaciona com o estrogênio. Todos nós temos o Yin e o Yang. Os homens têm mais Yang do que as mulheres. As crianças são as que têm mais Yang. Elas são tesouros de energia. Essa é uma explicação muito básica, mas eu quero que as coisas sejam fáceis de entender.

O Yin e o Yang devem ser suficientes para que o corpo esteja saudável. Existem muitos tônicos à base de ervas que são usados na medicina chinesa para fortalecer o Yin e Yang dos rins e melhorar a saúde à medida que se envelhece.

Embora haja dezenas de padrões de órgãos, eu quero explicar os mais comuns. Os padrões de órgãos nesta seção são os mais vistos na prática clínica. Se você entender como os órgãos funcionam de acordo com a medicina chinesa, ficará mais fácil entender como a acupuntura pode tratar tantos tipos de doenças.

Lembre-se de que basta *um* sintoma para indicar que o padrão de órgãos é relevante para um problema de saúde. Em muitos casos, tudo o que a pessoa terá é isto: um sintoma.

Padrões dos Órgãos Rins

Os desequilíbrios mais comuns nos rins são uma deficiência de Yin ou de Yang. Os rins são muito importantes, e o tratamento dos rins resolverá os problemas associados ao envelhecimento. Existem também tônicos de ervas chinesas antienvelhecimento que melhorarão os níveis de energia e tratarão doenças relacionadas com os rins.

Deficiência de Yang do Rim

Os sintomas comuns de insuficiência de Yang do rim incluem dor na lombar, joelhos fracos ou doloridos, pernas fracas, sensação de frio quando os outros estão confortáveis, impotência, ejaculação precoce, fadiga, micção frequente ou profusa, apatia, inchaço nas pernas e problemas de fertilidade. Uma deficiência de Yang do rim geralmente pode ser correlacionada com uma deficiência de testosterona. Na teoria da medicina chinesa, o envelhecimento está associado ao declínio da energia dos rins. Doenças como a incontinência podem muitas vezes ser resolvidas com acupuntura e ervas chinesas.

Deficiência de Yin do Rim

Os sintomas comuns de deficiência de Yin do rim são tontura, zumbido, memória fraca, problemas auditivos ou surdez, boca seca à noite, sede, dores lombares, dores nos ossos, insônia e suores noturnos. Uma deficiência de Yin do rim pode muitas vezes estar relacionada a uma deficiência de estrogênio.

Para tratar os desequilíbrios do rim, podem ser utilizados os pontos Rim 3, 6 ou 7. Eu gosto de combinar os três. As ervas chinesas costumam ser uma parte importante da recuperação dos desequilíbrios do rim. Os cordyceps são um exemplo de uma erva tônica para o rim.

Padrões de Órgãos do Baço e Estômago

O baço na teoria da medicina chinesa é completamente diferente da função na medicina ocidental. Na medicina chinesa ele está associado à digestão e à produção de energia. O desequilíbrio mais comum é a deficiência de Qi do baço.

Deficiência de Qi do Baço

Um baço debilitado pode causar falta de apetite, inchaço abdominal após a refeição, fadiga, tez pálida, braços e pernas fracos e fezes amolecidas. Um baço debilitado também pode causar retenção excessiva de líquidos no corpo. O Estômago 36 é o ponto mais forte para fortalecer e regular a digestão e para melhorar os níveis de energia. Uma digestão fraca torna mais difícil estar completamente saudável, já que você não obtém uma nutrição adequada dos alimentos.

Fogo do Estômago

Os sintomas de fogo do estômago incluem dor ardente na região do estômago, sede de bebidas frias, fome constante, sangramento das gengivas, refluxo ácido, constipação, vômitos após a refeição e mau hálito. Este padrão não é comum, mas é semelhante ao da gastrite, que é uma inflamação do estômago.

Padrões de Órgãos do Coração

O coração é afetado por todas as emoções. Os desequilíbrios do coração costumam causar ansiedade e insônia. O meridiano do Coração é utilizado com frequência para tratar os desequilíbrios do coração. Os pontos Coração 5, 6, e 7 costumam ser combinados com pontos do meridiano do Rim para tratar o desequilíbrio primordial. Pode-se usar Estômago 36 para melhorar os níveis de energia, que têm impacto no coração.

Deficiência de Qi do Coração

Quando a energia do coração está fraca, você pode sentir palpitações cardíacas, falta de ar sob esforço, transpiração incomum, palidez e fadiga. As palpitações são quando você sente o coração batendo.

Deficiência de Sangue no Coração

Uma deficiência de sangue no coração pode causar palpitações, tontura, insônia, memória fraca, ansiedade, rosto e lábios pálidos e você pode se assustar facilmente.

Deficiência de Yin do Coração

Uma deficiência de Yin do coração pode causar palpitações, insônia, você pode se assustar facilmente, memória fraca, ansiedade, sensação de inquietação emocional, rubor facial, sensação de calor à noite, transpiração noturna, boca e garganta secas e calor nas cinco palmas, que é quando as palmas das mãos e dos pés ficam quentes. Este padrão é comum na menopausa.

Fogo do Coração
O fogo do coração provoca palpitações, sede, úlceras na língua, agitação ou inquietação, calor, insônia, rubor facial e gosto amargo na boca.

Padrões de Órgãos do Pulmão
Os pulmões podem ser tratados com acupuntura para resolver resfriados e gripes, asma, bronquite e qualquer doença associada com os pulmões. Pulmões fortes garantem níveis saudáveis de energia.

Deficiência de Qi do Pulmão
Uma deficiência de Qi do pulmão significa que a função pulmonar está fraca, o que pode causar falta de ar, tosse, voz fraca e aversão à fala. Ela também pode ser um efeito secundário de um resfriado ou gripe. A tosse durante um resfriado enfraquece os pulmões, o que pode causar uma tosse fraca crônica. Algumas pessoas nunca se recuperam completamente de um resfriado, uma gripe ou de bronquite. Os pulmões continuam debilitados. Ervas como o cordyceps reforçam a energia do pulmão para ajudar a restaurar a função saudável do pulmão.

Calor da Fleuma Obstruindo os Pulmões
O excesso de muco nos pulmões pode causar uma tosse de cachorro, que é uma tosse seca que soa como um latido de cachorro, com muco amarelo abundante, falta de ar, asma e sensação de entupimento no peito. Isto está correlacionado com bronquite em alguns casos. O tipo de tosse indica o que a está causando. Uma tosse leve é causada por pulmões fracos, enquanto uma tosse profunda ocorre quando há muco demais e inflamação nos pulmões.

O chiado é um sintoma comum do calor da fleuma nos pulmões. Os pulmões podem ser fortalecidos com ervas como o cogumelo Reishi e o cordyceps. O cogumelo Reishi vermelho também é um tônico para longevidade. Sempre leve o chiado a sério, pois ele pode indicar uma infecção bacteriana nos pulmões, que deve ser tratada com urgência.

Após consultar seu médico em razão do chiado, seu acupunturista pode ajudar. Existem fórmulas fitoterápicas que ajudam a resolver o muco, fortalecer os pulmões e parar o chiado. O Estômago 40 é chamado o "Ponto de Fleuma" e ajuda a resolver o muco, e o Pulmão 5 dissipa o calor ou a inflamação nos pulmões.

Ervas como a andrographis são utilizadas na medicina chinesa para tratar infeções bacterianas. Existe uma fórmula fitoterápica famosa chamada Chuan Xin Lian que é muito eficaz para infeções. As ervas chinesas devem ser tomadas com muita frequência, por vezes a cada duas ou três horas, mas, pela minha experiência, as infecções podem ser resolvidas em poucos dias. Creio que as ervas chinesas ficarão mais populares com o tempo, já que os antibióticos têm sido utilizados em excesso e existem muitas cepas de bactérias resistentes a esses medicamentos. As ervas são de amplo espectro e normalmente não têm efeitos colaterais. Eu sempre aconselho meus pacientes a procurar um médico para que ele trate as infecções. As infecções podem ser uma ameaça à vida.

Padrões dos Órgãos do Fígado

O fígado na teoria da medicina chinesa é muito diferente do que ele é na teoria da medicina moderna. O fígado é intensamente afetado pelo estresse. O estresse regular estagna a energia do fígado, o que causa muitos transtornos. A maioria das pessoas tem algum grau de estagnação do fígado. O Fígado 2 trata o fogo do fígado, e o Fígado 3 trata a maioria dos outros padrões do fígado. A acupuntura e a medicina fitoterápica chinesa são muito eficazes para aliviar o estresse. Elas ajudam a aliviar o acúmulo de uma vida inteira de estresse. As enxaquecas costumam ser causadas por desequilíbrios do fígado.

Estagnação do Qi do Fígado

A estagnação do Qi do fígado causa irritação ou estresse, suspiros, soluços, depressão, náusea, vômitos, refluxo ácido, arrotos, dificuldade para engolir, menstruação irregular, menstruações dolorosas, distensão mamária e caroços nas mamas ou embaixo dos braços.

Um dos sintomas mais interessantes da estagnação do Qi do fígado é o suspiro. Às vezes você perceberá que alguém está suspirando muito. É o fígado tentando aliviar a estagnação.

Uma fórmula fitoterápica chinesa chamada *Xiao Yao San*, ou *Free and Easy Wanderer*, é muito popular para tratar o estresse. Esta fórmula pode ser comprada sem receita médica e é uma das fórmulas fitoterápicas mais equilibradas, o que significa que a maioria das pessoas pode tomá-la. Se todos tomassem esta fórmula, haveria muito menos estresse e depressão no mundo. O estresse afeta o fígado, que fica desequilibrado e pode levar à depressão. Também é uma causa comum de infertilidade.

Fogo do Fígado

O fogo do fígado causa irritabilidade severa, raiva súbita, zumbido, dores de cabeça no lado da cabeça, tontura, sede, gosto amargo e uma sensação de rubor repentino quando a pessoa fica brava. O fogo do fígado também causa suor no rosto. Sob estresse, o calor chega até o rosto, deixando-o quente. O Fígado 2 é o melhor ponto para fogo do fígado.

Deficiência de Sangue do Fígado

Os sintomas de deficiência de sangue do fígado incluem visão turva, moscas volantes nos olhos, tontura, insônia, ausência de menstruação, cãibras musculares, unhas quebradiças e fraqueza muscular.

Na medicina chinesa, a deficiência de sangue é o que causa as moscas volantes nos olhos. Se você tiver moscas volantes, você vê pontos escuros flutuando na frente dos olhos se olhar para uma parede branca. Muitas pessoas têm isso e não sabem. Elas também raramente acreditam em mim quando eu lhes digo que isso pode ser tratado. Demora cerca de um mês. É preciso tomar tônico de ervas para restaurar o sangue saudável. Eu sempre tenho pacientes que consultam um oftalmologista para garantir que não há nenhum problema físico no olho. Descolamento de retina também pode causar moscas volantes.

Também é comum ver cãibras musculares associadas à deficiência de sangue. Se não houver sangue suficiente para manter os músculos nutridos, eles se contraem e podem causar cãibras. Isto também pode causar dores no pescoço e nos ombros, assim como enxaquecas.

O fogo do fígado se trata com Fígado 2 e 3. Uma deficiência de sangue do fígado precisaria ser tratada com ervas e com pontos como Estômago 36, para melhorar a produção de energia, e Baço 6, para nutrir o sangue. Os problemas no fígado costumam causar problemas menstruais e infertilidade.

Umidade e Fleuma

É um pouco difícil explicar o conceito de umidade e fleuma em um espaço curto. Na medicina chinesa, quando o corpo acumula muito líquido, isso é chamado de "umidade" e, na medicina ocidental, de "edema". Na medicina chinesa, a umidade pode ser causada por um baço enfraquecido ou por rins debilitados, que não conseguem remover o excesso de líquido. A medicina chinesa é muito eficaz para tratar edema: ela trata a raiz do distúrbio fortalecendo os órgãos responsáveis pelo transporte de líquidos no corpo.

A fleuma é como a medicina chinesa descreve o muco. O muco pode estar nos pulmões durante um resfriado ou gripe e em outras doenças, como a bronquite. Há outro tipo de fleuma que não é algo que se vê durante um resfriado ou gripe. A palavra "fleuma" descreve inchaços no corpo e desequilíbrios que bloqueiam o funcionamento dos órgãos. O Estômago 40 é o "Ponto de Fleuma". Ele trata todos os tipos de fleuma. O Estômago 36 também seria incluído no seu tratamento, pois este ponto tem dezenas de funções.

Estes padrões de órgãos são apenas os padrões de órgãos que são vistos com mais frequência na prática clínica. Estas informações são do livro de Giovanni Maciocia *The Foundations of Chinese Medicine* ("Os Fundamentos da Medicina Chinesa"). Este é o livro de acupuntura que os alunos usam no primeiro ano de estudo. É um livro incrível. Se você quer estudar medicina chinesa, eu recomendo muito este livro. Não existe outro livro que realmente explique a medicina chinesa como este. Eu estou apenas dando uma rápida visão geral das enfermidades comuns para que os pontos de acupuntura façam mais sentido para você. Agora, quando seu acupunturista te disser que você tem fogo do fígado, ou estagnação do Qi do fígado, você entenderá o que ele está falando.

Uma pessoa que nunca cometeu um erro nunca
experimentou nada novo.

Albert Eistein

Capítulo 2

Como Localizar os Pontos de Acupuntura

Os pontos de acupuntura são localizados usando-se marcas anatômicas como referência. O Pericárdio 6, por exemplo, está localizado a 2 cun da prega do pulso. Você mede 2 cun (ou polegada chinesa) usando seus dedos. Se você estiver tratando alguém que tem dedos menores ou maiores, use as medidas da pessoa para localizar os pontos. Isso significa que você deve usar o tamanho do polegar deles em vez do tamanho do seu próprio polegar. Você também pode medir o ponto e ajustar ligeiramente a localização de acordo com as medidas da pessoa.

Muitos pontos são localizados usando pontos ósseos como referência. O maléolo medial é um exemplo disto. É o osso redondo no interior do tornozelo. Você coloca os dedos sobre a ponta do maléolo medial para localizar os pontos do meridiano do Rim.

Rim

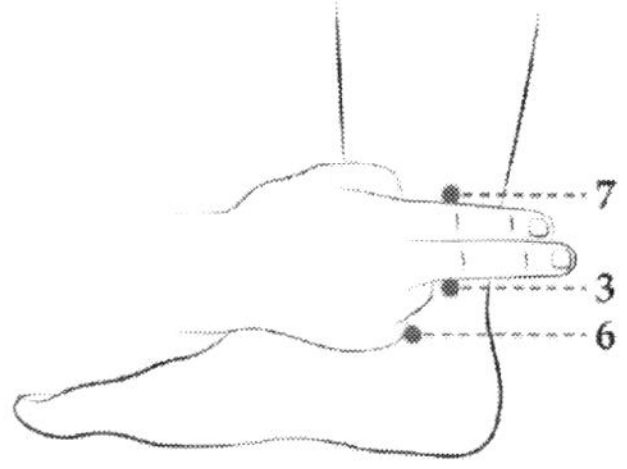

O Rim 3 está na mesma altura que a ponta do maléolo medial. O Rim 7 está 2 cun acima do Rim 3, e o Rim 6 está abaixo do maléolo medial.

Diâmetro do Ponto

O tamanho de cada ponto de acupuntura pode ser grande. Contanto que você esteja dentro da área, o ponto será ativado. O diâmetro pode ser do tamanho de uma moeda de um níquel (2,1 cm e corresponde a 5 centavos de dólar) ou de um quarto (2,42 cm e corresponde a 25 centavos de dólar).

Medida em Cun

Para localizar os pontos de acupuntura, você precisa ter uma forma de medir as distâncias no corpo. Esta unidade de medida é chamada de *cun*, a palavra chinesa para isso. Pronuncia-se "suun". Cada cun é do tamanho da junta do polegar. Você precisará medir 1 cun, 1,5 cun, 2 cun, 3 cun e 4 cun. Em caso de dúvida, você pode sempre usar o seu polegar como padrão para fazer a medida.

Medição em cun

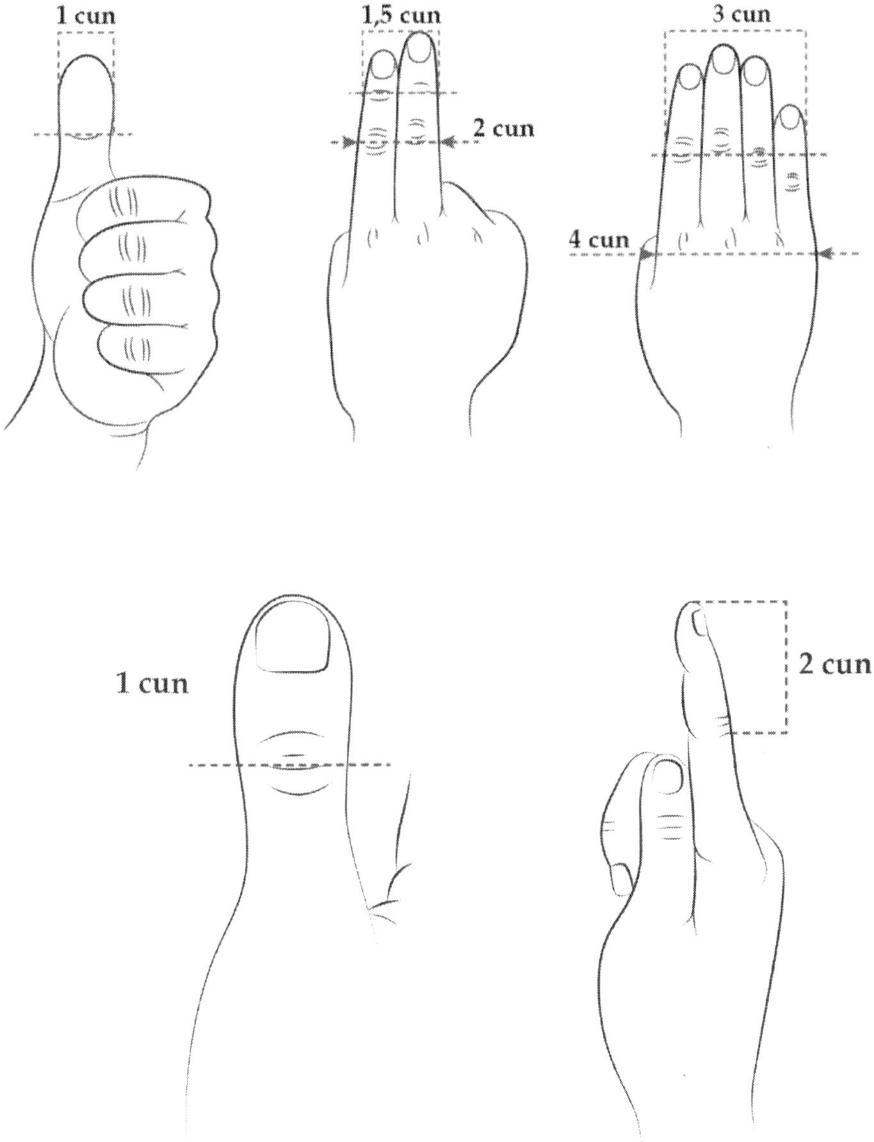

Termos de Anatomia

Neste livro, as localizações dos pontos são explicadas da forma mais simples possível. Em alguns casos eu usei termos de anatomia que talvez não sejam familiares para você. Pode ter a certeza de que as imagens tornam os pontos fáceis de localizar. Eu uso os termos de anatomia, mas na maioria dos casos você pode simplesmente olhar a imagem.

Alguns termos que você verá com frequência:

Maléolo Medial

Trata-se do osso redondo no interior do seu tornozelo. Este osso é usado para localizar pontos na área, tais como Rim 3, 6 e 7 e Baço 6.

Maléolo Lateral

Este é o osso redondo do lado de fora do tornozelo. Este osso é usado para localizar pontos nos meridianos da Bexiga e da Vesícula Biliar. Também é usado como ponto de medição para encontrar outros pontos na perna, como o Estômago 40.

Junção da Pele Vermelha e Branca

Este é um termo que explica onde a pele muda de cor. Normalmente fica na borda da planta do pé ou na palma da mão. Não é preciso conseguir ver isso para encontrar os pontos para fazer acupressão.

Capítulo 3

Como Fazer Acupressão de Forma Eficaz

Para que a acupressão funcione, o ponto precisa ser ativado. Com acupuntura, uma agulha é inserida no ponto, o que estimula a circulação nele e o ativa. As agulhas de acupuntura são finas, mais ou menos da espessura de um fio de cabelo.

Para ativar os pontos utilizando a acupuntura, há várias opções:

- Pressione firmemente com os dedos;
- Use esferas magnéticas em um pedaço de esparadrapo aplicadas nos pontos de acupuntura e deixe-as por um período específico, como oito horas, por exemplo;
- Use sementinhas em um pedaço de esparadrapo aplicadas na orelha. As sementes podem ser sementes de vaccaria ou outros tipos de esferas, como contas iônicas ou esferas magnéticas;
- Use um minimassageador.

O importante a lembrar é que você deve pressionar com firmeza suficiente para ativar o ponto. Quando você faz acupuntura, as agulhas ficam no lugar por cerca de 30 minutos. Enquanto você relaxa, as agulhas têm tempo para fazer seu trabalho. Fazendo acupressão, você precisará apertar com firmeza suficiente e por tempo suficiente para estimular o ponto. Eu diria que cinco minutos por ponto é o suficiente, mas em alguns casos são necessários dez minutos. Depende de qual o ponto que está sendo tratado e de quão doente você está.

Frequência do Tratamento

A acupressão, como a acupuntura, é uma forma de terapia. Ela é mais eficaz quando é feita diariamente. Toda vez que você faz acupuntura ou acupressão, você está estimulando o corpo a funcionar normalmente. Se você faz somente uma vez por semana, elas serão menos eficazes. Tanto a acupuntura quanto a acupressão são tipos de terapia, o que significa que você precisa fazer uma série de sessões de tratamento para melhorar.

Por favor, não espere que um tratamento de qualquer tipo seja tudo o que você precisa. Eu planejaria fazer uma série de quatro a oito sessões de tratamento e depois decidiria se é preciso continuar. O tratamento também pode ser usado para problemas ocasionais, como náusea. O melhor ponto para náusea é o Pericárdio 6, que também trata insônia.

Minimassageadores

Os minimassageadores têm cerca de 4 polegadas (10 cm) de comprimento e são usados por algumas pessoas para outras coisas além da acupressão. Eles são do tamanho perfeito para fazer acupressão. Você pode levá-los com você com facilidade, e a ponta tem cerca de meia polegada (1,25 cm) de diâmetro, o que a torna perfeita para tratar um ponto de acupuntura. Os melhores massageadores para acupressão vêm com vários tipos de cabeças. Os que possuem o maior número de pontas parecem ser os mais eficazes para a acupressão. Estes massageadores custam cerca de 10 dólares (cerca de R$ 56,00 na data da publicação) e podem ser comprados on-line.

Os massageadores são também vendidos para uso no tratamento de cicatrizes. Melhorar o fluxo de sangue em uma cicatriz ajuda o corpo a quebrá-la. A acupuntura é surpreendente para o tratamento de cicatrizes e de feridas que não cicatrizam, que são comuns em diabéticos. Colocar as agulhas em volta da ferida melhora o fluxo de sangue, o que ajuda o corpo a fechá-la. A falta de cura é causada pela falta de circulação.

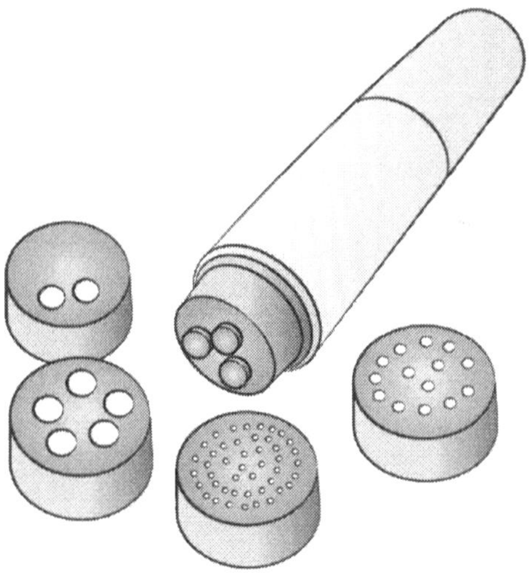

Esferas Magnéticas

As esferas magnéticas fornecem um estímulo muito forte aos pontos. Eu uso esferas da marca Helio, que vêm em uma caixa com 100 esferas e cada ímã é de 800 gauss. Gauss é uma medida da força de um ímã. Considero estas esferas muito eficazes para insônia quando são colocadas no Pericárdio 6. É melhor limitar o tempo que os ímãs ficam no corpo a oito horas. Você pode não senti-los funcionando, mas eles são muito fortes.

Duração da Acupressão

Os efeitos da acupressão geralmente não se sentem de imediato. Normalmente demora cerca de uma hora, embora dependa de qual ponto está sendo tratado e dos resultados que você espera. Se estiver fazendo acupressão em pontos como Intestino Grosso 11 para tratar constipação, ou Pericárdio 6 para tratar insônia, você geralmente verá os resultados em cerca de uma hora. Caso não perceba nenhum resultado, você pode fazer acupressão de novo.

Obtenção do Qi

Quando você estimula um ponto de acupuntura, você está ativando-o. Uma vez que o ponto foi ativado, ele começa a funcionar. Os acupunturistas chamam isso de "Obtenção do Qi", necessária para que a acupuntura ou a acupressão funcione. Os sinais de que você ativou um ponto incluem as seguintes sensações na área que está sendo tratada:

- Coceira
- Formigamento
- Dormência
- Dor (mais comum em pontos fortes como o Estômago 36)
- Aquecimento

Às vezes você não consegue descrever o que está sentindo, mas você sabe que algo está acontecendo porque sente o aumento do fluxo sanguíneo. Mesmo que você não sinta nada, isso não significa que não esteja acontecendo nada. Caso você tenha níveis de energia muito baixos, será menos provável que você sinta alguma coisa até que seus níveis de energia aumentem, o que normalmente demora cerca de um mês.

Acupressão na Orelha

A acupressão auricular é outra maneira de se tratar. A orelha é muito sensível a qualquer tipo de estimulação. Você pode comprar sementes de orelha on-line. Existem vários tipos diferentes. As sementes são colocadas em um pedacinho quadrado de esparadrapo. Após aplicar as sementes na orelha, o esparadrapo durará alguns dias, dependendo da frequência com que você usa xampu e da resistência do esparadrapo.

Eu gosto das esferas de íons Sakamura. Elas vêm em dois tipos, o adesivo é transparente ou bege e as esferas são douradas ou prateadas. É uma questão de preferência pessoal. Eu uso esparadrapo transparente com esferas douradas. É melhor tirar as esferas depois de dois dias e mudá-las para a outra orelha.

A maior das loucuras é sacrificar a saúde por qualquer outro tipo de felicidade.

Arthur Schopenhauer

Capítulo 4

Acupuntura ou Acupressão na Orelha

A orelha é um microcosmo de todo o corpo. Isso significa que o corpo inteiro está representado na orelha. Todas as enfermidades podem ser tratadas na orelha. A orelha pode ser usada para tratar desequilíbrios dos órgãos internos, dor, problemas emocionais e para regular todo o corpo.

O mapa da orelha mostra o corpo representado como um feto de cabeça para baixo. A imagem abaixo mostra o feto invertido. Você notará a cabeça na parte inferior da imagem. Os órgãos internos estão localizados na parte interna da orelha, junto do canal auditivo.

Alguns acupunturistas se especializam em auriculoterapia. Muitos acupunturistas usam a auriculoterapia com acupuntura corporal para obter os benefícios de ambas. A auriculoterapia e a acupressão são especialmente úteis para tratar a dor. Basta localizar a área da orelha que corresponde à parte do corpo que está dolorida.

Os pontos da orelha podem ser estimulados usando agulhas de acupuntura minúsculas ou sementes para a orelha que são feitas de sementes de vaccaria – sementes pretas minúsculas que são colocadas em um pedacinho de esparadrapo. As sementes são colocadas na orelha e podem ficar lá durante vários dias, mas elas geralmente caem em poucos dias. É comum alternar entre as orelhas, o que significa que, em uma sessão se trata a orelha direita e, na seguinte, a orelha esquerda.

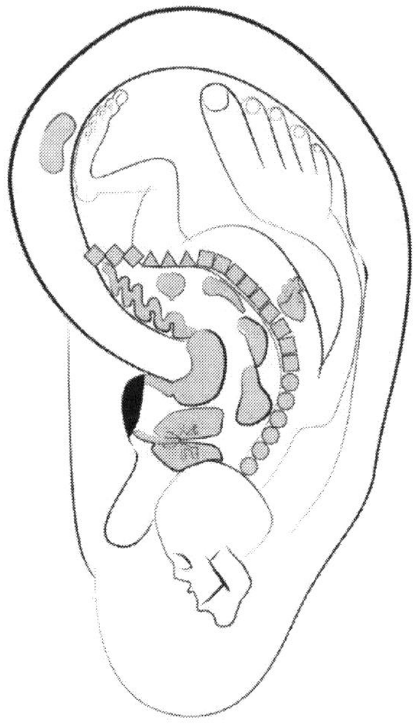

Sementes para a Orelha

A imagem abaixo mostra as sementes de vaccaria em pequenas placas de plástico. Basta remover o lado não adesivo do pedaço de esparadrapo e colocá-lo na orelha. O uso de pinças facilita o procedimento.

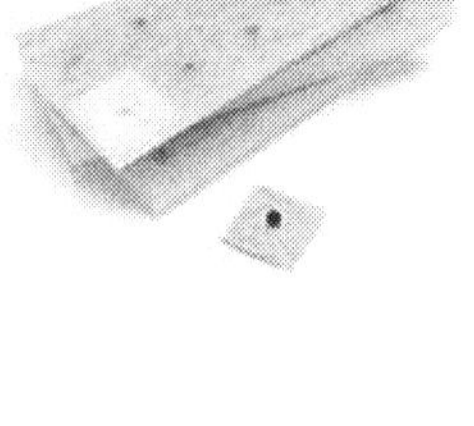

Há inúmeros tipos de esferas pequenas que costumam ser usadas na orelha. Outro tipo de esfera para a orelha é a esfera Magrain

Ion da Sakamura. São bolinhas minúsculas, de ouro ou prata, presas a pedaços redondos de esparadrapo. As bolinhas são tratadas para proporcionar um estímulo que não é tão forte como o de um ímã, mas mais forte que o de uma semente de vaccaria.

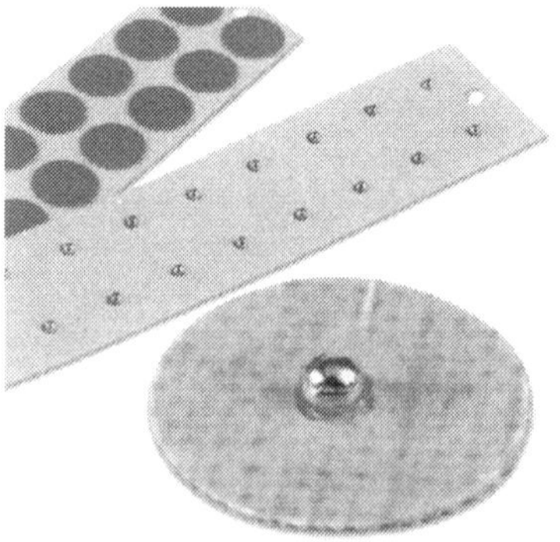

Esta imagem mostra as esferas de Magrain Ion da Sakamura em um esparadrapo cor da pele. Há duas opções: esparadrapo transparente ou cor da pele e esferas douradas ou prateadas. Seu acupunturista terá uma preferência pessoal pelo tipo de esfera a utilizar.

A auriculoterapia também é usada para ajudar a aliviar a dependência de drogas. Ela alivia o estresse e pode ser usada por não acupunturistas para ajudar em protocolos de dependência. A imagem a seguir mostra o protocolo da NADA (National Acupuncture Detoxification Association, ou Associação Nacional de Desintoxicação por Acupuntura) para a orelha usado por especialistas em dependência. Há um treinamento especial para os interessados em aprender o protocolo. Para mais informações, por favor, consulte www.acudetox.com.

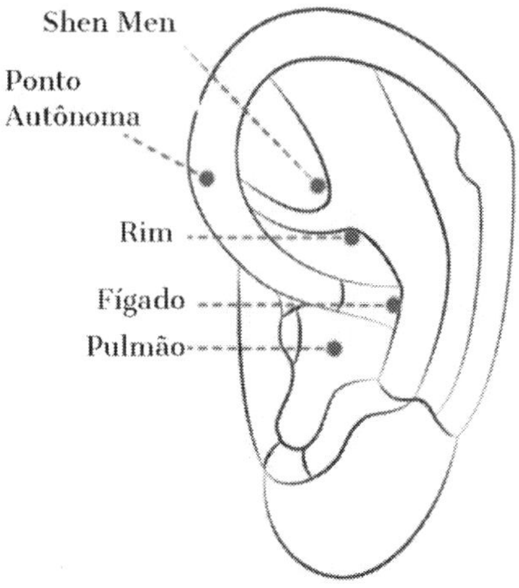

A figura a seguir mostra a coluna vertebral representada na orelha. Os pontos C1 a C7 representam as vértebras cervicais, ou do pescoço. Descobri que tratar estes pontos na orelha com esferas Sakamura é tão eficaz quanto qualquer outro tipo de tratamento do pescoço. Basta colocar as esferas na extremidade da orelha na área afetada correspondente e pressioná-las com firmeza. Quando se pressiona com firmeza, vai doer um pouco. Só doerá se houver um problema na área. Os pontos T1 a T12 tratam a região torácica, ou região superior das costas. Os pontos L1 a L5 são para a lombar, ou região lombar inferior. S1 e 2 são para o sacro, ou cóccix.

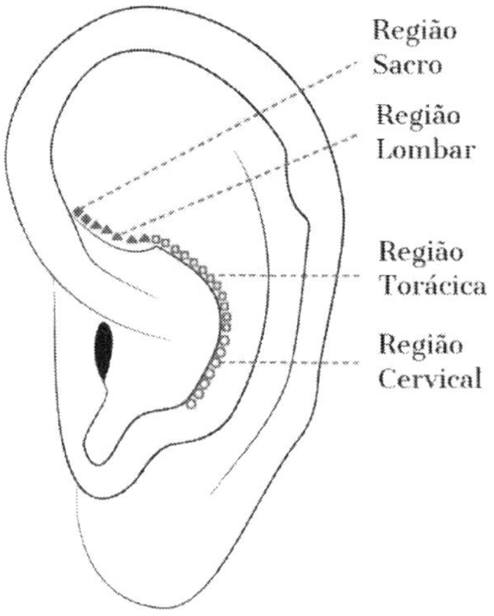

Pontos Mais Usados da Orelha

Shen Men

Shen Men é um ponto profundo. Ele acalma a mente, alivia o estresse, a dor, a ansiedade, a insônia e é usado em combinação com outros pontos. O nome significa "A Porta da Mente/Espírito". É um dos pontos mais usados na orelha.

Ponto Zero

Este ponto equilibra o corpo. Ele ajuda a regular os hormônios e a acalmar o cérebro.

Ponto Tranquilizante

Este ponto também é chamado de "Ponto de Relaxamento", ou "Ponto V (Valium)", por Terry Oleson. É sedante e relaxante e pode ser usado para tratar ansiedade, hipertensão arterial e estresse crônico.

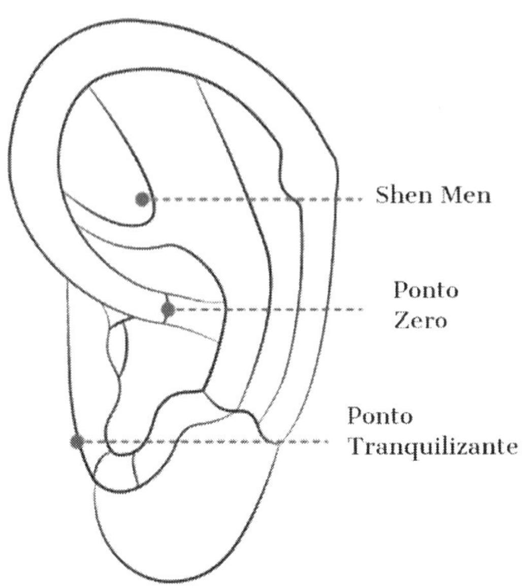

Existem vários sistemas de auriculoterapia. Caso você esteja interessado em estudar mais, o livro *Auriculotherapy Manual*, de Terry Oleson, PhD, é uma boa escolha.

Nossos corpos são nossos jardins - nossas vontades são nossos jardineiros.

William Shakespeare

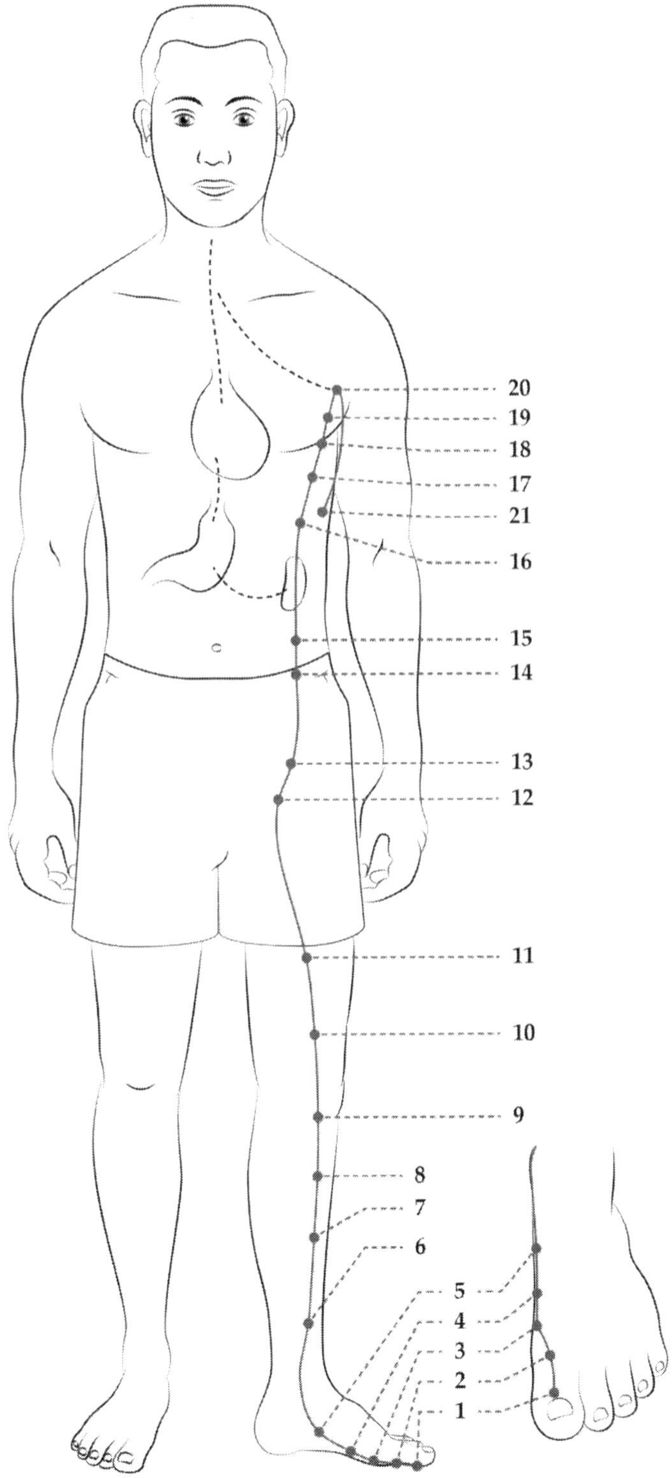

Meridiano Baço

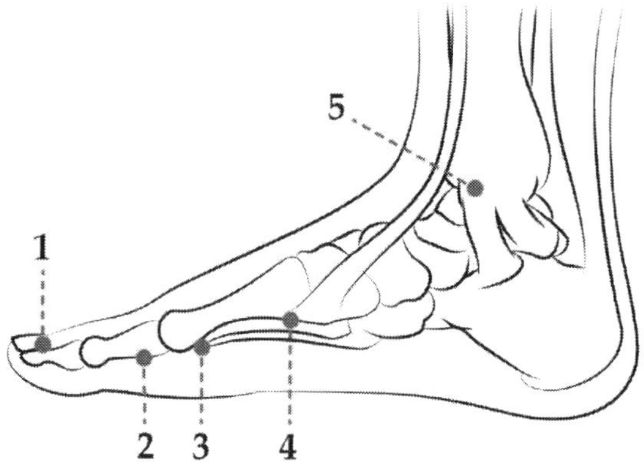

Baço

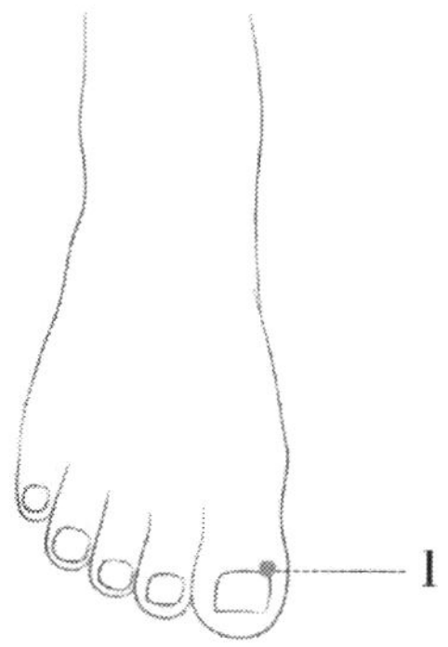

Baço

Baço 1
Localizado a 0,1 cun do canto da unha do dedo grande do pé.

Funções e Uso Comum
Para o sangramento, restabelece a consciência. Pode ser usado para tratar sangramento uterino, sangramento nasal, fezes com sangue e vômito de sangue. Regula o baço para regular o sangue. Trata os distúrbios de sangramento.

Baço 2
Localizado no lado medial do dedo grande do pé, na junção da pele vermelha com a branca, na depressão entre o dedo e os ossos do pé.

Funções e Uso Comum
Regula o baço, resolve distúrbios digestivos como distensão abdominal, arroto e opressão torácica causada por problemas digestivos.

Baço 3
Localizado abaixo da cabeça do primeiro osso do pé, junto ao dedo grande do pé.

Funções e Uso Comum
- Distensão abdominal
- Edema
- Fadiga
- Melhora a digestão
- Náuseas
- Fortalece e regula o baço e o estômago
- Dor no dedo do pé
- Vômitos

O Baço 3 melhora a digestão e trata o edema, que é a retenção de excesso de líquido. Aumenta os níveis de energia melhorando a digestão e a capacidade de remover o excesso de líquido no corpo, o que pode causar fadiga.

Baço 4
Localizado na depressão abaixo da base do primeiro osso do pé, na junção da pele vermelha com a branca.

Funções e Uso Comum
Fortalece e regula o baço e o estômago para melhorar a digestão. Regula a digestão para tratar indigestão e vômitos. Regula a

menstruação e trata endometriose e enjoos matinais. Transforma a umidade para tratar edema ou a retenção de excesso de líquido.

Baço 5
Na parte interna do tornozelo, abaixo do maléolo medial. Localizado a meio caminho entre a tuberosidade do osso navicular e a ponta do maléolo medial.

Funções e Uso Comum
Regula e fortalece o baço e o estômago para tratar má digestão, icterícia, gastrite e fadiga. Pode ser usado para tratar dores no tornozelo e nos pés. Também é indicado para rigidez na língua.

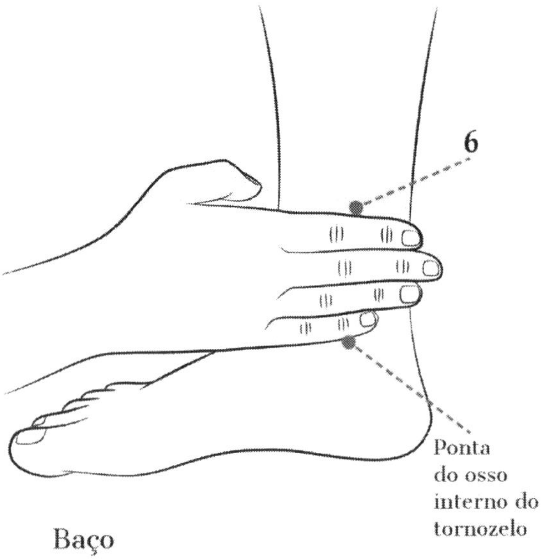

Baço

Baço 6
Localizado na parte interna da perna, 3 cun acima da ponta do maléolo medial, atrás da tíbia. Localize-o com a sua mão toda sobre a ponta do osso do tornozelo. Você pode localizar o ponto facilmente pressionando na área para encontrar a parte de trás do osso.

Funções e Uso Comum

- Distensão abdominal, inchaço no abdome
- Amenorreia – ausência de menstruação
- Anemia, deficiência de sangue na medicina chinesa
- Ansiedade
- Equilibra os hormônios
- Visão turva devido à deficiência de sangue
- Acalma a mente
- Tonturas por deficiência de sangue
- Edema ou retenção de excesso de líquido
- Paralisia do pé
- Dores genitais
- Dor de cabeça
- Hérnia
- Pressão arterial alta causada por deficiência de rim
- Impotência
- Incontinência (combine-o com Rim 3, 6, 7)
- Infertilidade
- Insônia
- Indução do parto (este ponto não deve ser utilizado durante a gravidez devido a seu possível efeito de induzir o parto)
- Nutre o sangue e o Yin
- Micção dolorosa
- Promove a micção, faz com que o corpo excrete o excesso de líquido
- Regula a menstruação
- Regula o sangue quando está estagnado ou quando a circulação sanguínea está prejudicada
- Regula o fígado
- Alivia a dor no meridiano do Baço
- Doenças de pele, resfria o sangue para tratar problemas de pele como eczema e urticária
- Fortalece os rins
- Fortalece o baço e o estômago
- Estresse

- Retenção da urina, incapacidade de urinar
- Prolapso uterino

Como você pode ver nesta lista de funções e indicações, dá quase para dizer que, na dúvida, trate o Baço 6. O essencial a considerar é que ele regula e fortalece o baço, o estômago, os rins e o fígado. Ele trata as doenças cuja raiz é um desequilíbrio nesses órgãos. Eu diria que é raro um paciente que não se beneficiaria com o tratamento deste ponto. Ele é muito calmante e trata a causa subjacente da insônia.

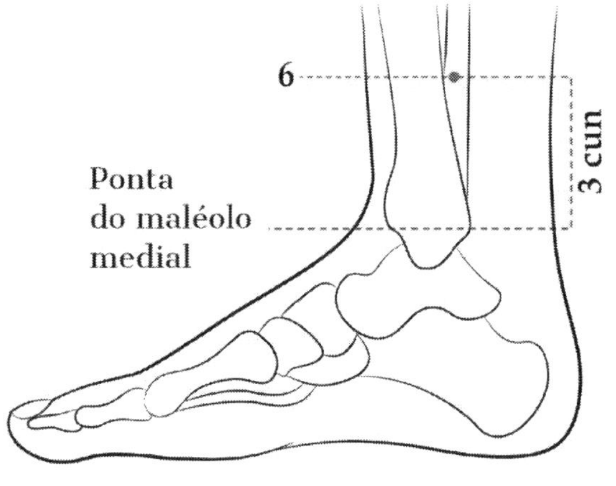

Baço

O Baço 6 fortalece o baço para encorajar o corpo a se livrar do excesso de líquido. Este excesso de líquido tende a se acumular ao redor dos tornozelos e nos pés. Para testar a presença de edema, pressione firmemente sobre uma área por cerca de um minuto. Se houver uma reentrância deixada quando você parar de pressionar, isso é um sinal de que você está retendo líquido. As pessoas não costumam perceber que têm este problema. A acupuntura é muito eficaz para resolver o excesso de líquido. Se seu dedo deixar uma reentrância, isso se chama de "edema depressível". Fica uma "depressão" onde seu dedo pressionou.

Baço 7
Localiza-se 3 cun acima do Baço 6, atrás da crista da tíbia.

Funções e Uso Comum
Pode ser usado para tratar dormência e dor no joelho e na perna e inchaço nos tornozelos. Tonifica o baço para resolver edemas.

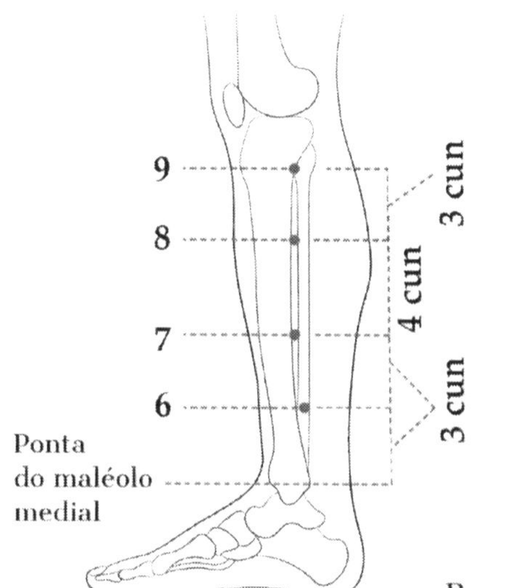

Baço 8
Localizado 3 cun abaixo do Baço 9, atrás da crista da tíbia.

Funções e Uso Comum

- Regula o ciclo menstrual
- Fortalece o baço
- Regula o útero
- Regula o Sangue
- Cólicas menstruais

Este ponto pode ser usado para tratar sangramento uterino anormal. Também é usado para tratar ciclos menstruais doloridos ou irregulares. Problemas menstruais podem ser causados por "sangue estagnado" no útero. Isso significa que o sangue não está fluindo corretamente. Este ponto regula o sangue no útero para ajudar a resolver problemas menstruais.

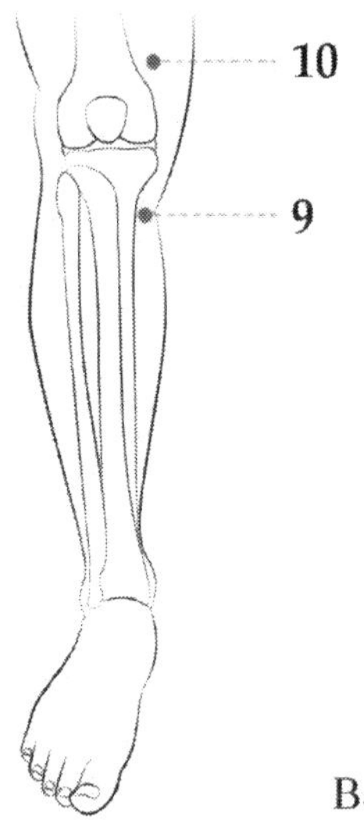

Baço

Baço 9
Localizado na depressão formada pelo joelho que fica no fim da tíbia.

Funções e Uso Comum

- Dor abdominal
- Edema
- Dores genitais
- Dor do joelho
- Regula o Estômago
- Fortalece o baço

Este ponto é o ponto número um usado para tratar edema ou excesso de líquido em qualquer parte do corpo. Ele estimula o corpo a expelir o excesso de líquido.

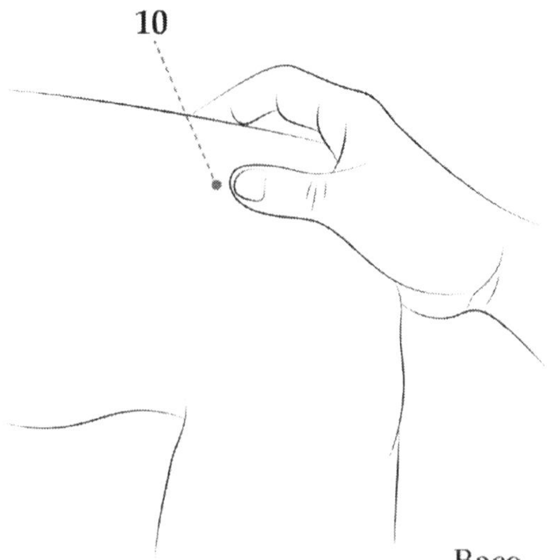

Baço 10
Localizado a 2 cun da borda superior da patela. Você pode localizar esse ponto colocando sua mão sobre a patela. O ponto está localizado na ponta do polegar, na parte interna da perna.

Funções e Uso Comum

- Problemas no sangue
- Resfria o calor no sangue
- Eczema
- Coceira ou dor genital
- Urticária
- Menstruações irregulares
- Coceira em qualquer parte do corpo
- Dor do joelho
- Menstruação dolorida
- Regula a circulação do sangue
- Regula o Qi do baço
- Distúrbios de pele envolvendo calor ou inflamação

Este ponto é chamado de "Mar do Sangue". Ele regula a circulação do Sangue. Também é um ponto de resfriamento, o que significa que ele alivia distúrbios que envolvam inflamação, especialmente na pele. Também é usado para tratar dor no joelho. Restaura o fluxo sanguíneo saudável pelo joelho. Os meridianos do Estômago e do Baço costumam ser usados para tratar dor no joelho porque o meridiano do Baço está localizado no lado de dentro da perna e o meridiano do Estômago está no lado de fora da perna. O uso destes dois meridianos estimulará a circulação sadia do Sangue pelo joelho.

Baço 11
Localizado 6 cun acima do Baço 10.

Funções e Uso Comum
Este ponto pode ser usado para regular a micção para tratar incontinência ou micção dolorida.

Baço 12
Localizado 3,5 cun ao lado da linha mediana, no Vaso Concepção 2.

Funções e Uso Comum
Pode ser usado para tratar dor abdominal. Este ponto fica próximo dos genitais e não costuma ser usado.

Baço 13
Localizado 0,7 cun acima do Baço 12, 4 cun ao lado da linha mediana.

Funções e Uso Comum
Pode ser usado para tratar dor abdominal, mas não é muito usado devido à sua localização próxima dos órgãos genitais.

Baço 14
Localizado 1,3 cun abaixo do Baço 15, 4 cun ao lado da linha mediana.

Funções e Uso Comum
Pode ser usado para tratar dor no umbigo, mas não é muito usado.

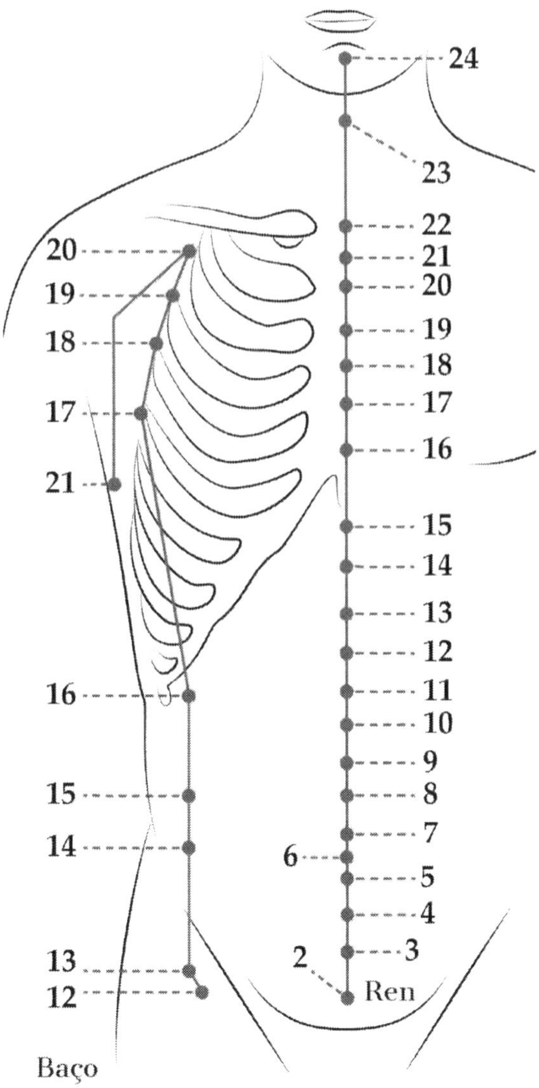

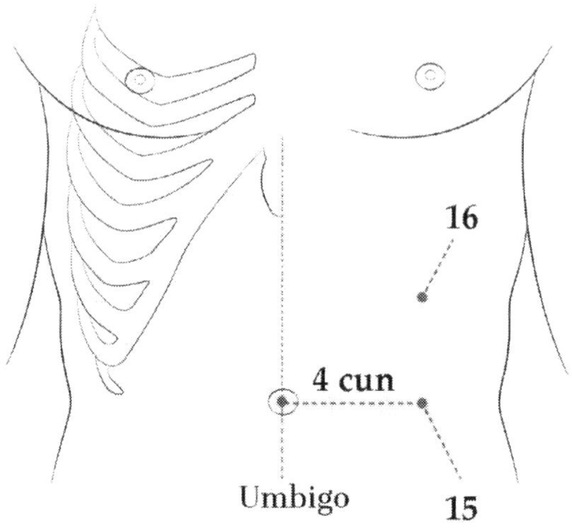

Baço

Baço 15
Localizado na altura do umbigo, 4 cun ao lado da linha mediana.

Funções e Uso Comum

- Dor abdominal
- Constipação
- Incontinência fecal
- Regula os intestinos
- Umedece os intestinos

Este ponto é usado para regular os intestinos. Trata constipação e pode ser combinado com outros pontos de constipação, tais como o Intestino Grosso 11. Restaura a função normal dos intestinos.

A expressão "umedece os intestinos" significa que também pode tratar constipação persistente, quando as fezes secaram. Quanto mais tempo se passa sem um movimento intestinal, mais secas ficam as fezes. O Baço 15 e o Intestino Grosso 11 são eficazes para estimular o intestino grosso ou o cólon a esvaziar. A acupressão é eficaz em ambos os pontos.

A incontinência fecal é quando não se pode controlar o intestino. Existem dois tipos de incontinência: urinária e fecal, ou das fezes. Tratar seus rins com Rim 3, 6 e 7 tratará a incontinência urinária. Estômago 36 e Baço 15 tratarão a incontinência fecal. Estes distúrbios são mais comuns em idades mais avançadas porque a energia do corpo diminui naturalmente.

É possível evitar a incontinência fazendo acupuntura para manter tudo funcionando corretamente. Eu também sugeriria tônicos chineses para os rins, como o cordyceps. Seu acupunturista terá ervas tônicas muito mais fortes para os rins, mas o cordyceps pode ser comprado sem receita médica para fortalecer os rins. Também aliviará a fadiga.

Baço 16
Localizado 3 cun acima do Baço 15, no abdome, 6 cun ao lado da linha mediana.

Funções e Uso Comum
Regula os intestinos para tratar dor abdominal. Regula o Triplo Aquecedor para tratar distensão abdominal.

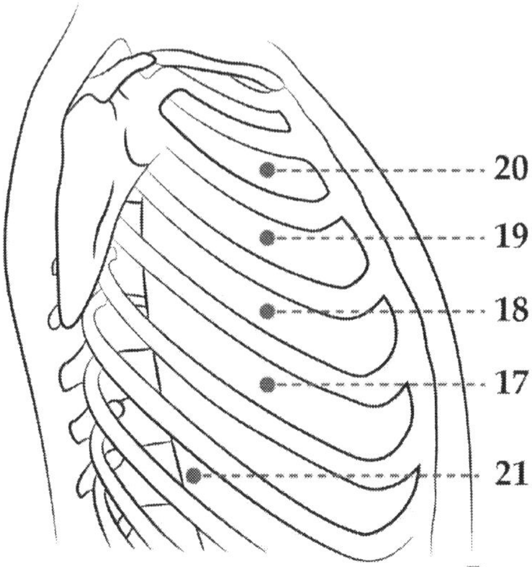

Baço

Baço 17
Localizado no quinto espaço intercostal, 6 cun ao lado da linha mediana. Os espaços intercostais são as áreas entre as costelas.

Funções e Uso Comum
Pode ser usado para melhorar a digestão, mas não é muito usado.

Baço 18
No quarto espaço intercostal, 6 cun ao lado da linha mediana.

Funções e Uso Comum
Este ponto trata lactação insuficiente.

Baço 19
No terceiro espaço intercostal, 6 cun ao lado da linha mediana.

Funções e Uso Comum
Este ponto pode ser usado para melhorar a circulação torácica, mas não é muito usado.

Baço 20
No segundo espaço intercostal, 6 cun ao lado da linha mediana.

Funções e Uso Comum
Este ponto pode ser usado para tratar distensão torácica, mas não é muito usado devido à sua localização entre as costelas.

Baço 21
No sétimo espaço intercostal, na linha axilar média.

Funções e Uso Comum
Regula a circulação no tórax.

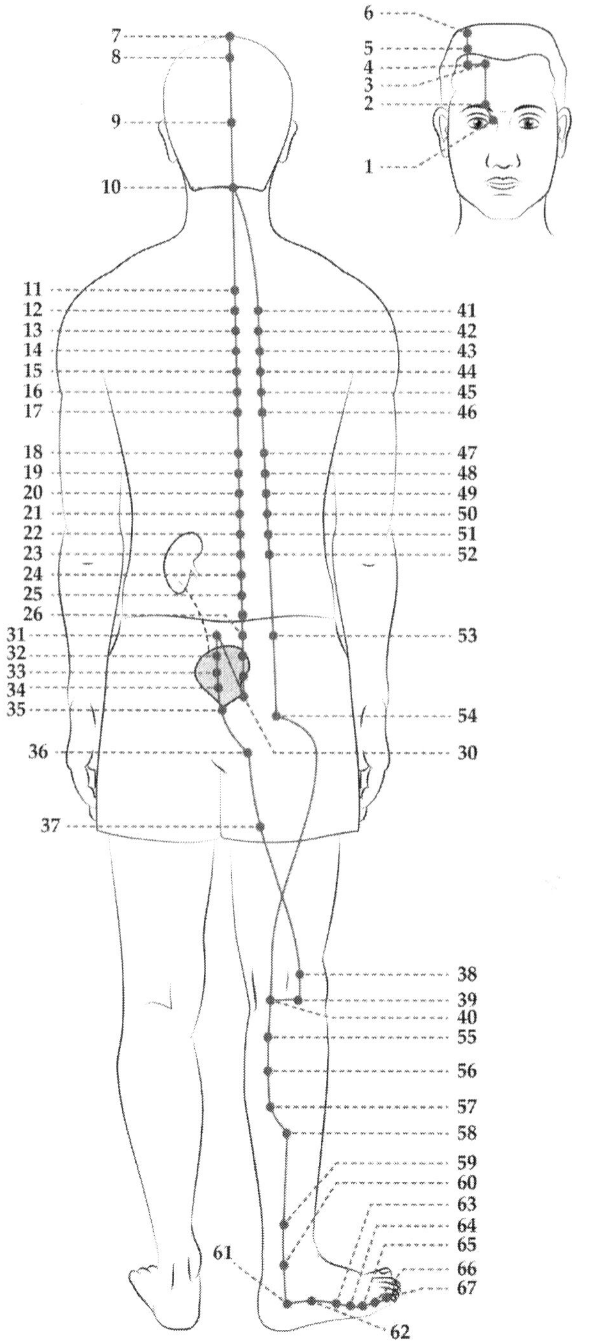

Meridiano da Bexiga

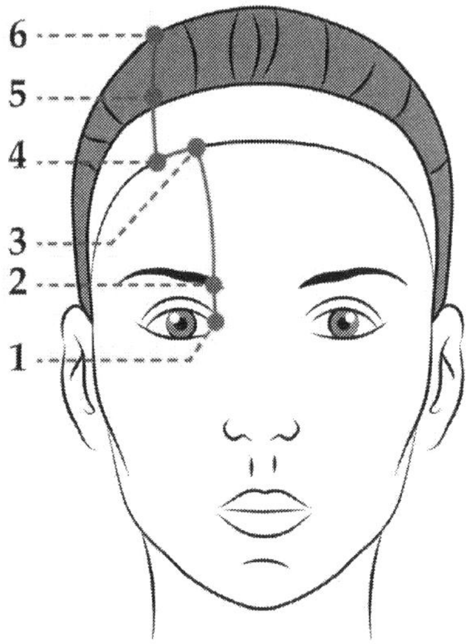

Bexiga

Bexiga 1
Localizado 0,1 cun acima do canto interno do olho.

Funções e Uso Comum
Abre e clareia os olhos. Pode ser usado para a maioria dos tipos de doenças oculares, incluindo glaucoma, catarata, atrofia do nervo óptico, daltonismo, miopia, inchaço ocular, dor ocular, visão turva e cegueira súbita. O Bexiga 1, como outros pontos em volta do olho, estimula a função nervosa saudável no olho. A acupuntura restaura a função nervosa e o próprio corpo se cura.

Bexiga 2
Na extremidade medial, ou interna, da sobrancelha.

Funções e Uso Comum
Este ponto pode ser usado para as mesmas indicações que as do Bexiga 1, ou seja, para tratar todas as doenças oculares. Ele também pode ser usado para abrir os seios nasais para tratar alergias, congestão nasal ou dor sinusal.

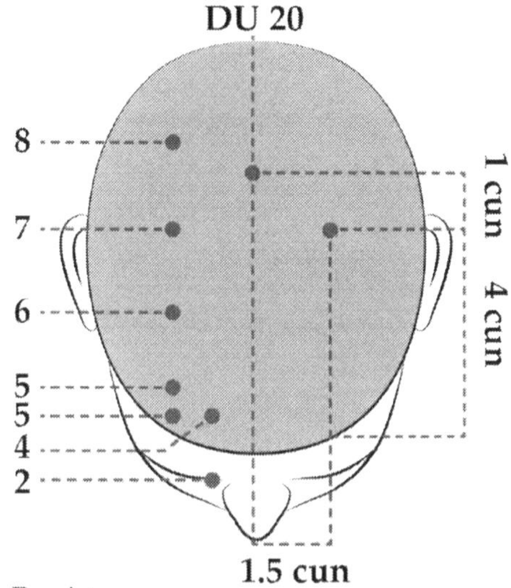

Bexiga

Bexiga 3
Localizado acima da extremidade medial da sobrancelha, 0,5 cun acima da linha anterior do cabelo.

Funções e Uso Comum
Limpa a cabeça para aliviar dor de cabeça e também trata congestionamento sinusal.

Bexiga 4
Localizado 0,5 cun acima da linha anterior do cabelo, 1,5 cun da linha mediana.

Funções e Uso Comum
Pode ser usado para congestionamento nasal.

Bexiga 5
Localizado 1,5 cun ao lado da linha mediana e 0,5 cun diretamente acima do Bexiga 4.

Funções e Uso Comum
Pode ser usado para congestão sinusal, tontura e visão turva.

Bexiga 6
Localizado 1,5 cun posterior ao Bexiga 5 e 1,5 cun ao lado da linha mediana.

Funções e Uso Comum
Desobstrui os seios nasais para tratar o bloqueio sinusal.

Bexiga 7
Localizado 1,5 cun posterior ao Bexiga 6 e 1,5 cun ao lado da linha mediana.

Funções e Uso Comum
Regula o nariz para tratar congestão sinusal, perda do olfato, inflamação dos seios nasais e dor de cabeça.

Bexiga 8
Localizado 1,5 cun posterior ao Bexiga 7 e 1,5 cun ao lado da linha mediana.

Funções e Uso Comum
Trata os olhos e o nariz. Pode ser usado para tratar congestão sinusal e visão turva.

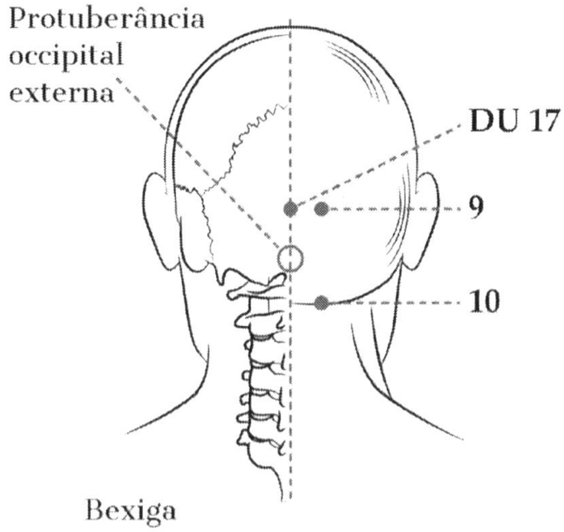

Bexiga 9

Localizado 1,3 cun ao lado da linha mediana do Vaso Governador 17, ao lado da extremidade superior da protuberância occipital externa, que é o nó ósseo na parte de trás da cabeça.

Funções e Uso Comum

Trata o nariz e os olhos. Pode ser usado para congestionamento sinusal e dores nos olhos.

Bexiga 10

Localizado 1,3 cun ao lado do Vaso Governador 15, na depressão ao lado do músculo trapézio.

Funções e Uso Comum

Abre o nariz, trata dores nos olhos, rigidez no pescoço, dor de cabeça na base da cabeça e lesão em chicote.

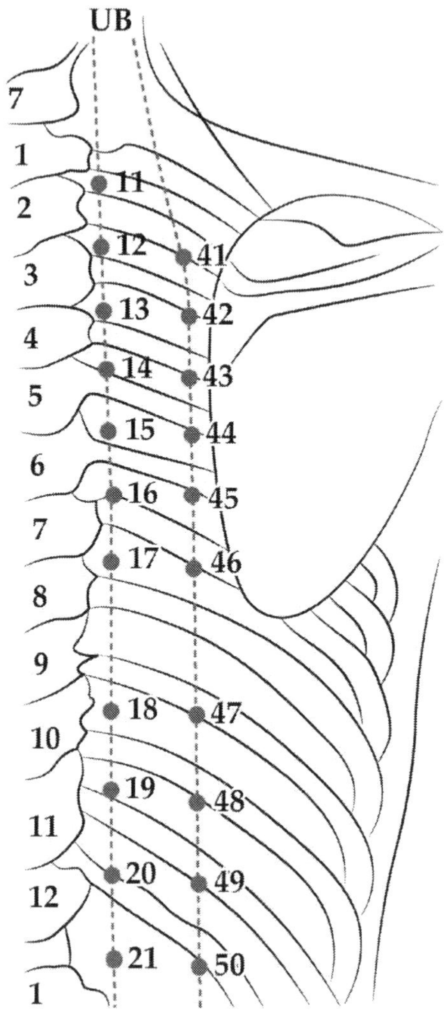

Bexiga

Bexiga 11

Localizado 1,5 cun ao lado da linha mediana, na altura da extremidade inferior da primeira vértebra torácica.

Funções e Uso Comum

Regula os pulmões, expande e relaxa o tórax para tratar doenças como pneumonia, bronquite, tosse, resfriado, gripe e pleurisia. Também trata distúrbios ósseos fortalecendo os ossos e relaxando os tendões. Trata rigidez da coluna vertebral, deformidade das articulações e rigidez do pescoço.

Bexiga 12
Localizado 1,5 cun ao lado da linha mediana, na extremidade inferior da segunda vértebra torácica.

Funções e Uso Comum
Regula os pulmões, o que pode ser usado para tratar resfriados, gripe, pneumonia, bronquite, pleurisia e coqueluche. Também abre os seios nasais para tratar congestão sinusal e secreção.

Pontos Shu da Bexiga
O Bexiga 13 inicia a série de pontos chamados "Back Shu", que se pode traduzir como pontos "Dorsais". Cada ponto corresponde a um órgão específico. Eles podem ser usados para tratar as condições crônicas de saúde do órgão associado. Por exemplo, o ponto Dorsal do Pulmão é o Bexiga 13, o que significa que este ponto é usado para tratar distúrbios do pulmão. O Bexiga 14 trata o pericárdio, o Bexiga 15 trata o coração, etc. Os acupunturistas chamam estes pontos de pontos Back Shu, mas estou evitando o Pin Yin (método de transliteração) do chinês porque pretendo usar um termo mais familiar. Vou chamar todos os pontos "Shu" de "ponto Dorsal" para facilitar.

Bexiga 13
Localizado 1,5 cun ao lado do Vaso Governador 12, na extremidade inferior da terceira vértebra torácica.

Funções e Uso Comum
Ponto Dorsal do Pulmão. O Bexiga 13 regula e tonifica os pulmões. Pode ser usado para tratar dificuldades respiratórias, resfriado, gripe, excesso de muco nos pulmões, asma, bronquite e tosse.

Bexiga 14
Localizado 1,5 cun ao lado da linha mediana, na extremidade inferior da quarta vértebra torácica.

Funções e Uso Comum

Ponto Dorsal do Pericárdio. Regula e reforça o coração, melhora a circulação no tórax e pode ser usado para tratar dores no tórax, palpitações, nevralgias intercostais (dores nas costelas) e tosse.

Bexiga 15

Localizado 1,5 cun ao lado da linha mediana, na extremidade inferior do processo espinhoso da quinta vértebra torácica.

Funções e Uso Comum

Ponto Dorsal do Coração. Regula e fortalece o coração, drena o fogo do coração, restabelece a circulação normal no tórax e acalma a mente. Pode ser usado para tratar tosse, dores no tórax, insônia, ansiedade, palpitações e tosse com sangue.

Bexiga 16

Localizado 1,5 cun ao lado da linha mediana, na altura da extremidade inferior do processo espinhoso da sexta vértebra torácica.

Funções e Uso Comum

Ponto Dorsal do Vaso Governador (Du). De acordo com algumas fontes, o uso moderno mais comum é para tratar doenças de pele como psoríase e coceira. Outra fonte indica que restaura a circulação no tórax e pode ser usado para tratar pericardite, endocardite, espasmos do diafragma e dores no tórax.

Bexiga 17

Localizado 1,5 cun ao lado da linha mediana, na altura da extremidade inferior do processo espinhoso da sétima vértebra torácica.

Funções e Uso Comum

Ponto Dorsal do Diafragma. Regula o sangue, movimenta o sangue estagnado e dissipa o calor no sangue. O Bexiga 17 regula o diafragma para tratar hérnia de hiato, constrição esofágica e refluxo ácido.

Bexiga 18

Localizado 1,5 cun ao lado da linha mediana, na altura da extremidade inferior do processo espinhoso da nona vértebra torácica.

Funções e Uso Comum

Ponto Dorsal do Fígado. O Bexiga 18 regula o fígado e a vesícula biliar. Trata problemas digestivos como icterícia e pancreatite. Clareia os olhos e pode ser usado para tratar doenças oculares, como visão turva, atrofia do nervo ótico e cegueira noturna.

Bexiga 19

Localizado 1,5 cun ao lado da linha mediana, na altura da extremidade inferior do processo espinhoso da décima vértebra torácica.

Funções e Uso Comum

Ponto Dorsal da Vesícula Biliar. O Bexiga 19 regula o fígado e a vesícula biliar. Pode ser usado para tratar icterícia, vômitos e pancreatite. Ele dissipa o calor úmido do fígado e da vesícula biliar, que é o mesmo que tratar icterícia ou outros distúrbios do fígado ou da vesícula biliar associados com inflamação.

Bexiga 20

Localizado 1,5 cun ao lado da linha mediana, na altura da extremidade inferior do processo espinhoso da décima primeira vértebra torácica.

Funções e Uso Comum

Ponto Dorsal do Baço. O Bexiga 20 regula e fortalece o baço (digestão), melhora a digestão e os níveis de energia.

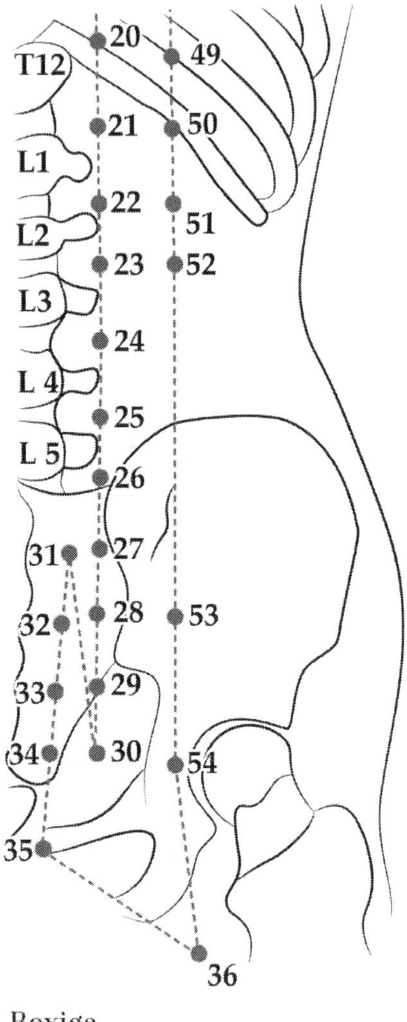

Bexiga

Bexiga 21

Localizado 1,5 cun ao lado da linha mediana, na altura da extremidade inferior do processo espinhoso da décima segunda vértebra torácica.

Funções e Uso Comum

Ponto Dorsal do Estômago. O Bexiga 21 tonifica o baço, eleva o Qi do baço e detém o sangue. Tradução: Melhora a digestão, regula a digestão, trata edema e fadiga. Pode ser utilizado para tratar problemas digestivos como diarreia, enjoo e dores na região do estômago. A expressão "detém o sangue" significa que ele regula o sangue.

Bexiga 22

Localizado 1,5 cun ao lado da linha mediana, na altura da extremidade inferior do processo espinhoso da primeira vértebra lombar.

Funções e Uso Comum

Triplo Aquecedor ou ponto Dorsal de San Jiao. O Bexiga 22 regula o Triplo Aquecedor e fortalece os rins. Pode ser usado para tratar edema, nefrite, problemas digestivos e ativar a bexiga para expelir pedras no trato urinário ou nos rins. O Triplo Aquecedor é um conceito antigo que descreve o fluxo de energia no corpo. Há um Aquecedor Superior, um Médio e um Inferior, cada um correspondendo a órgãos específicos.

Bexiga 23

Localizado 1,5 cun ao lado da linha mediana, na altura da extremidade inferior do processo espinhoso da segunda vértebra lombar.

Funções e Uso Comum

Ponto Dorsal do Rim. Fortalece os rins e tonifica todos os componentes dos rins. Regula a micção, o que pode promover a micção em casos de problemas urinários dolorosos. Trata incontinência urinária, edema e nefrite crônica. Trata os ouvidos e clareia os olhos. Pode ser usado para tratar problemas auditivos, zumbido, surdez e visão turva. Fortalece a região lombar para tratar a dor nas costas causada por deficiência de rim.

Bexiga 24
Localizado 1,5 cun ao lado da linha mediana, na altura da extremidade inferior do processo espinhoso da terceira vértebra lombar.

Funções e Uso Comum
Ponto Dorsal do Mar do Qi. Melhora os níveis de energia e fortalece a região lombar. Pode ser usado para tratar dores na região lombar baixa.

Bexiga 25
Localizado 1,5 cun ao lado da linha mediana, na altura da extremidade inferior do processo espinhoso da quarta vértebra lombar.

Funções e Uso Comum
Ponto Dorsal do Intestino Grosso. Regula os intestinos e fortalece a região lombar e os joelhos. Pode ser usado para tratar constipação, prolapso retal e hemorroidas.

Bexiga 26
Localizado 1,5 cun ao lado da linha mediana, na altura da extremidade inferior do processo espinhoso da quinta vértebra lombar.

Funções e Uso Comum
Ponto Dorsal do Portão Original. O Bexiga 26 fortalece a região lombar. Pode ser usado para tratar dor lombar.

Bexiga 27
Localizado 1,5 cun ao lado da linha mediana, na altura do primeiro forame sacral posterior. Tradução: Os forames sacrais são orifícios no sacro, que também é chamado de cóccix.

Funções e Uso Comum
Ponto Dorsal do Intestino Delgado. Regula os intestinos e a bexiga. Pode ser usado para tratar peritonite e cólicas. Também pode ser usado para tratar síndromes de calor úmido, que dificultam a micção. Calor úmido pode ser visto como um tipo de inflamação: há muito calor ou inflamação no corpo.

Bexiga 28
Localizado 1,5 cun ao lado da linha mediana, na altura do segundo forame sacral posterior.

Funções e Uso Comum
Ponto associado à bexiga. O Bexiga 28 regula a bexiga. Pode ser usado para tratar disfunções urinárias dolorosas, prostatite e dor lombar. Fortalece a região lombar.

Bexiga 29
Localizado 1,5 cun ao lado da linha mediana, na altura do terceiro forame sacral posterior.

Funções e Uso Comum
Ponto Dorsal do Meio da Coluna. Também é traduzido como "Vazio Central da Coluna". Fortalece a região lombar para tratar rigidez da coluna vertebral e dor.

Bexiga 30
Localizado 1,5 cun ao lado da linha mediana, na altura do quarto forame sacral posterior.

Funções e Uso Comum
Ponto Dorsal do Anel Branco. Refere-se ao ânus. Pode ser usado para tratar dor lombar e incontinência urinária devido a paralisia. Embora pouco utilizado, pode ser usado para tratar dores nas costas.

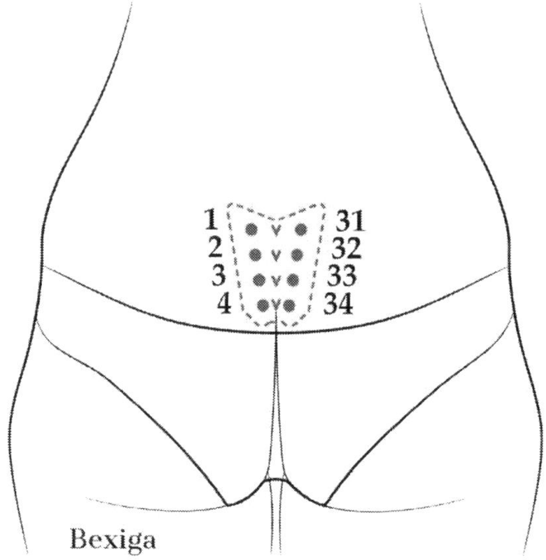

Bexiga 31
No primeiro forame sacral posterior, que são orifícios no cóccix.

Funções e Uso Comum
Os pontos Bexiga 31, 32, 33, 34 são chamados os "Oito Pontos de Forame". Eles costumam ser usados em conjunto para tratar dores lombares, no sacro e no cóccix. Embora existam cerca de 100 pontos no corpo que possam ser usados para tratar dores nas costas, estes pontos são muito eficazes para restaurar o fluxo sanguíneo e relaxar os músculos das costas.

Bexiga 32
No segundo forame sacral posterior.

Funções e Uso Comum
Ver acima.

Bexiga 33
No terceiro forame sacral posterior.

Funções e Uso Comum
Ver acima.

Bexiga 34
No quarto forame sacral posterior.

Funções e Uso Comum
Ver acima.

Bexiga 35
Em ambos os lados da ponta do cóccix, 0,5 cun ao lado da linha mediana. Observe como o meridiano da Bexiga se divide neste ponto e desce pela perna até o fim do dedo mínimo do pé. Há duas linhas de meridiano da Bexiga nas costas: a interna e a externa.

Funções e Uso Comum
Pode ser usado para tratar dores no cóccix, embora existam muitos outros pontos de acesso mais fácil para tratar isso.

Bexiga 36
No centro do sulco dos glúteos. Tradução: a prega dos glúteos está localizada abaixo das nádegas.

Funções e Uso Comum
O Bexiga 36 fortalece a região lombar e pode ser usado para aliviar a dor na região lombar. Também é indicado para o tratamento de hemorroidas.

Bexiga 37
Localizado 6 cun abaixo do Bexiga 36, na linha que une o Bexiga 36 e o 40.

Funções e Uso Comum
O Bexiga 37 fortalece a região lombar. Pode ser usado para aliviar dor lombar, ciática e atrofia da perna.

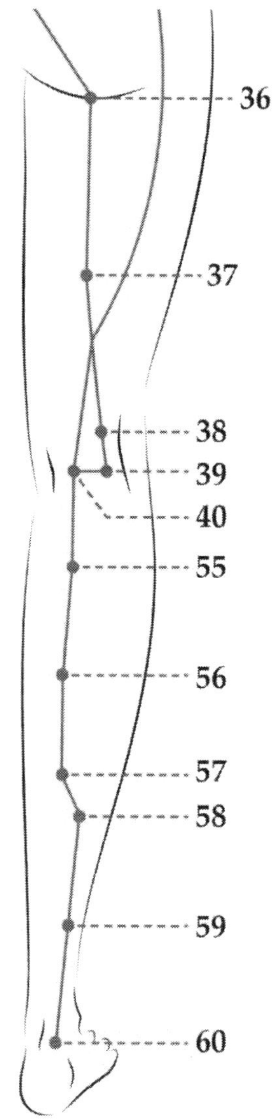

Bexiga 38
Localizado 1 cun acima do Bexiga 39, no lado medial do tendão do bíceps femoral. Localizado com o joelho flexionado.

Funções e Uso Comum
Relaxa os tendões e alivia a dor lombar.

Bexiga 39

Ao lado do Bexiga 40, na extremidade do lado medial do tendão do bíceps femoral.

Funções e Uso Comum

Regula o Triplo Aquecedor para tratar distensão abdominal. Pode ser usado para tratar dor no joelho.

Bexiga 40

Localizado no ponto médio da fossa poplítea. Tradução: localizado atrás do joelho, aproximadamente no ponto médio.

Funções e Uso Comum

Fortalece a região lombar para aliviar a dor nas costas. Relaxa os tendões e pode ser usado para tratar dores nas costas que causam rigidez e a incapacidade da pessoa de se levantar corretamente.

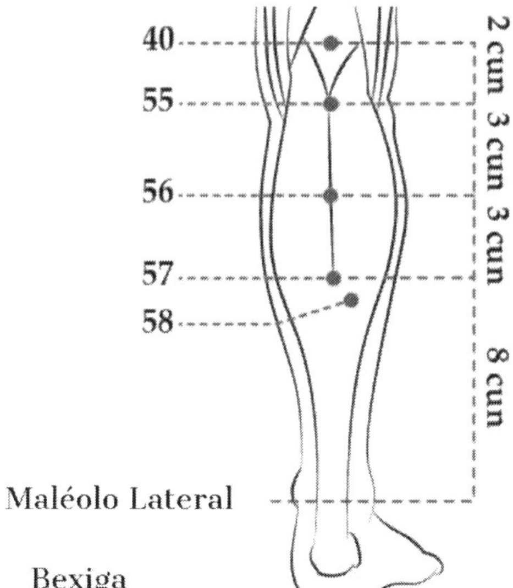

Bexiga 41

Localizado 3 cun ao lado da linha mediana, na altura da extremidade inferior do processo espinhoso da segunda vértebra torácica, na extremidade da escápula na coluna.

Funções e Uso Comum

Pode ser usado para tratar dores nas costas ou dores no ombro.

Bexiga 42

Localizado 3 cun ao lado da linha mediana, na altura da extremidade inferior do processo espinhoso da terceira vértebra torácica.

Funções e Uso Comum

Fortalece os pulmões. Pode ser usado para tratar dificuldade para respirar e tosse.

Bexiga 43

Localizado 3 cun ao lado da linha mediana, na altura da extremidade inferior do processo espinhoso da quarta vértebra torácica, na extremidade da escápula na coluna.

Funções e Uso Comum

Fortalece os pulmões e os rins. Pode ser usado para tratar problemas pulmonares como bronquite, asma e tuberculose. Estas enfermidades normalmente seriam tratadas com a medicina de ervas chinesas.

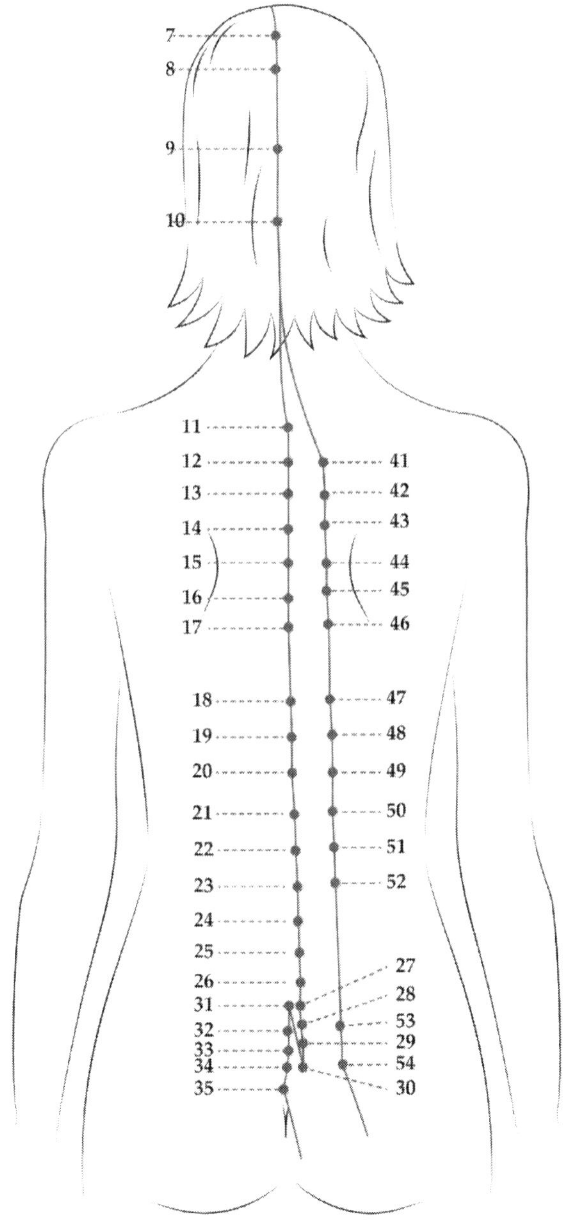
7
8
9
10
11
12
13
14
15
16
17
18
19
20
21
22
23
24
25
26
31
32
33
34
35
41
42
43
44
45
46
47
48
49
50
51
52
27
28
53
29
54
30

Bexiga

Bexiga 44

Localizado 3 cun ao lado do Vaso Governador 11, na altura da extremidade inferior do processo espinhoso da quinta vértebra torácica, na extremidade da escápula na coluna.

Funções e Uso Comum

Regula o coração e melhora a circulação no tórax. Pode ser usado para tratar tosse ou dificuldade para respirar. Em muitos casos seria mais comum usar pontos sobre o meridiano do Pulmão do que pontos nas costas.

Bexiga 45

Localizado 3 cun ao lado do Vaso Governador 10, na altura da extremidade inferior do processo espinhoso da sexta vértebra torácica.

Funções e Uso Comum

Regula os pulmões para tratar tosse e dificuldade para respirar. Trata ombros, escápula e dores nas costas.

Bexiga 46

Localizado a 3 cun ao lado do Vaso Governador 9, na altura da extremidade inferior do processo espinhoso da sétima vértebra torácica, próximo à extremidade inferior da escápula.

Funções e Uso Comum

Regula o diafragma, o que pode ser usado para tratar arrotos, soluços e vômitos.

Bexiga 47

Localizado 3 cun ao lado do Vaso Governador 8, na altura da extremidade inferior do processo espinhoso da nona vértebra torácica.

Funções e Uso Comum
Regula o fígado. Pode ser usado para problemas de estômago e dificuldade para engolir.

Bexiga 48
Localizado 3 cun ao lado do Vaso Governador 7, na altura da extremidade inferior do processo espinhoso da décima vértebra torácica.

Funções e Uso Comum
Regula a vesícula biliar. Pode ser usado para tratar dor abdominal e icterícia.

Bexiga 49
Localizado 3 cun ao lado do Vaso Governador 6, na altura da extremidade inferior do processo espinhoso da décima primeira vértebra torácica.

Funções e Uso Comum
Regula a digestão. Pode ser usado para tratar arrotos e digestão difícil.

Bexiga 50
Localizado 3 cun ao lado da linha mediana, na altura da extremidade inferior do processo espinhoso da décima segunda vértebra torácica.

Funções e Uso Comum
Regula a digestão.

Bexiga 51
Localizado 3 cun ao lado do Vaso Governador 5, na altura da extremidade inferior do processo espinhoso da primeira vértebra lombar. Por favor, consulte a imagem acima.

Funções e Uso Comum
Regula a digestão.

Bexiga 52
Localizado 3 cun ao lado do Vaso Governador 4, na altura da extremidade inferior do processo espinhoso da segunda vértebra lombar.

Funções e Uso Comum
Fortalece os rins.
Bexiga 53
Localizado 3 cun ao lado da linha mediana, na altura do segundo forame posterior sacral.

Funções e Uso Comum
O Bexiga 53 fortalece a região lombar, alivia as dores nas costas e regula a micção. Pode ser usado para tratar dificuldade para urinar e incapacidade de urinar.

Bexiga 54
Lateral ao hiato do sacro, ou cóccix, 3 cun ao lado do Vaso Governador 2. Este ponto fica na região lombar. Por favor, consulte as imagens dos meridianos maiores da Bexiga. O meridiano da Bexiga se divide, e uma linha desce pela parte de trás da perna.

Funções e Uso Comum
Fortalece a região lombar para aliviar a dor.

Bexiga 55
Localizado 2 cun abaixo do Bexiga 40, atrás do joelho.

Funções e Uso Comum
Trata a dor lombar.

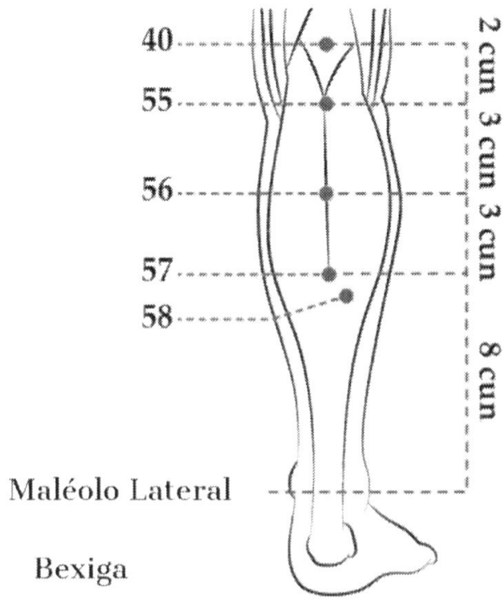

Bexiga 56

Localizado entre o Bexiga 55 e 57, no centro da barriga do músculo gastrocnêmio.

Funções e Uso Comum

O Bexiga 56 trata dor no meridiano da Bexiga para aliviar a dor nas costas. Também trata dor no pé e no calcanhar.

Bexiga 57

Localizado diretamente abaixo da barriga do músculo gastrocnêmio, na linha que une o Bexiga 40 ao tendão calcâneo, que é o tendão do calcanhar, cerca de 8 cun abaixo do Bexiga 40.

Funções e Uso Comum

O Bexiga 57 trata dor lombar, dor no calcanhar e dor na panturrilha. Também trata hemorroidas.

Bexiga 58

Localizado 7 cun diretamente acima do Bexiga 60, na extremidade posterior do osso da fíbula, 1 cun abaixo e ao lado do Bexiga 57.

Funções e Uso Comum
Trata dores no tornozelo e hemorroidas.

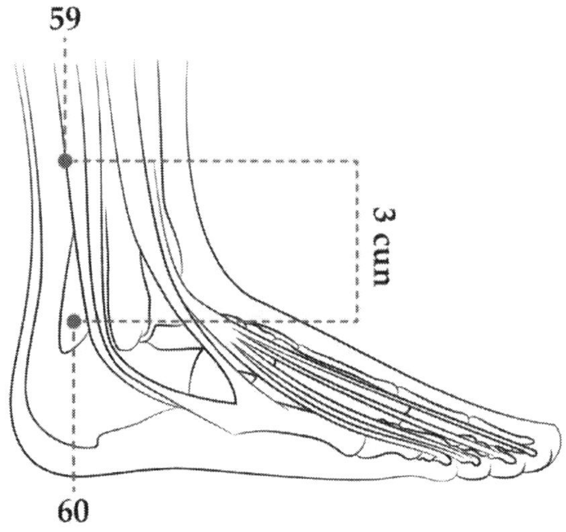

Bexiga

Bexiga 59
Localizado 3 cun diretamente acima do Bexiga 60.

Funções e Uso Comum
Trata dor lombar, dor no tornozelo e dor na perna. Trata dores nas costas que envolvem a incapacidade de ficar em pé depois de estar sentado.

Bexiga 60
Na depressão entre o maléolo lateral e o tendão calcâneo. Tradução: localizado entre o osso do tornozelo na parte externa do tornozelo e o tendão na parte de trás do calcanhar.

Funções e Uso Comum
- Dor no tornozelo
- Convulsões na infância
- Dores de cabeça na parte de trás da cabeça, dores de cabeça occipitais

- Dor no calcanhar
- Indução do parto (não deve ser usado durante a gravidez)
- Dor na região lombar
- Paralisia nas pernas
- Dor no pescoço
- Dor na planta do pé
- Regula o meridiano da Bexiga para aliviar dor no meridiano
- Relaxa os tendões
- Dor no sacro
- Ciática
- Convulsões
- Dores severas e repentinas nas costas que dificultam o andar
- Vertigem

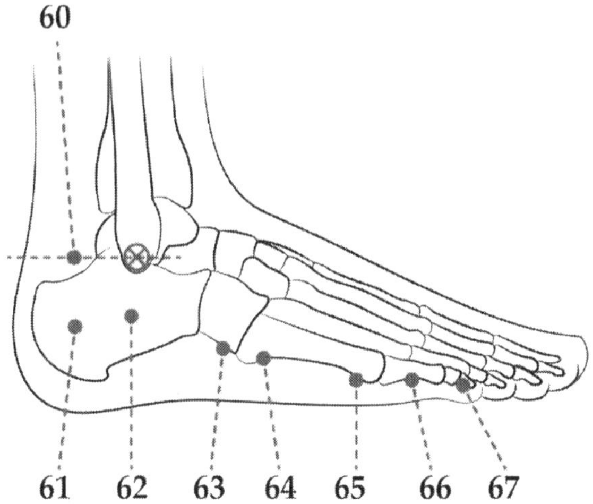

Bexiga

Bexiga 61

Localizado diretamente abaixo do Bexiga 60, na depressão do osso do calcanhar, na junção da pele vermelha e da branca.

Funções e Uso Comum

Trata dor lombar, atrofia do pé, dor no calcanhar e pé caído.

Bexiga 62
Na depressão diretamente abaixo do maléolo lateral.

Funções e Uso Comum
Acalma a mente, trata dor lombar e relaxa os tendões para aliviar a dor. Trata hemiplegia, pescoço rígido, epilepsia e dor no tornozelo.

Bexiga 63
Anterior e inferior ao Bexiga 62, na depressão ao lado do osso cuboide.

Funções e Uso Comum
Trata dores agudas nas costas. Trata convulsões e ataques infantis.

Bexiga 64
Abaixo da tuberosidade do quinto osso metatarso, na junção da pele vermelha e da branca.

Funções e Uso Comum
Acalma a mente, trata rigidez e dor no pescoço e dor lombar.

Bexiga 65
Posterior à cabeça do quinto osso metatarso, na junção da pele vermelha e da branca.

Funções e Uso Comum
Trata dor lombar, dores de cabeça, rigidez no pescoço e visão turva.

Bexiga 66
Na depressão anterior à articulação metatarsofalângica. Tradução: localizado onde os ossos dos dedos dos pés se ligam aos ossos dos pés.

Funções e Uso Comum
Acalma a mente, trata rigidez do pescoço e dor.

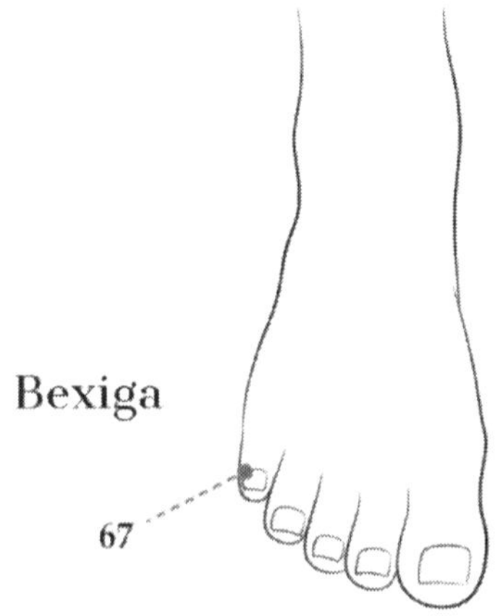

Bexiga 67
Na face lateral do dedo mínimo do pé, aproximadamente a 0,1 cun do canto da unha.

Funções e Uso Comum
Vira o feto e acelera o trabalho de parto. Este ponto é muito famoso para virar um bebê que está sentado. Geralmente é tratado com moxabustão. A moxabustão é feita queimando-se a erva artemísia, ou Artemisia vulgaris, por cima da pele. O Bexiga 67 é indicado para tratar dores de cabeça e congestão sinusal, mas é muito popular para virar bebês que estão sentados.

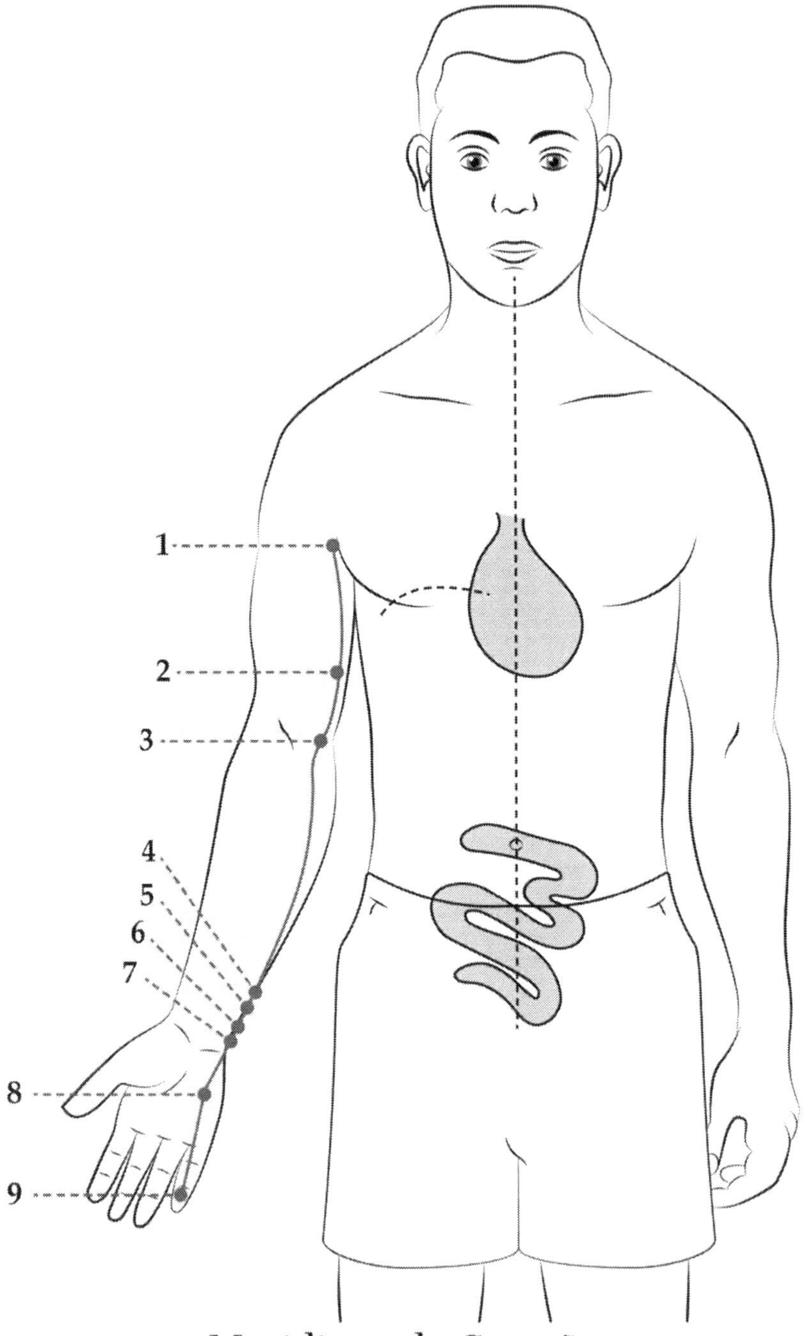

Meridiano do Coração

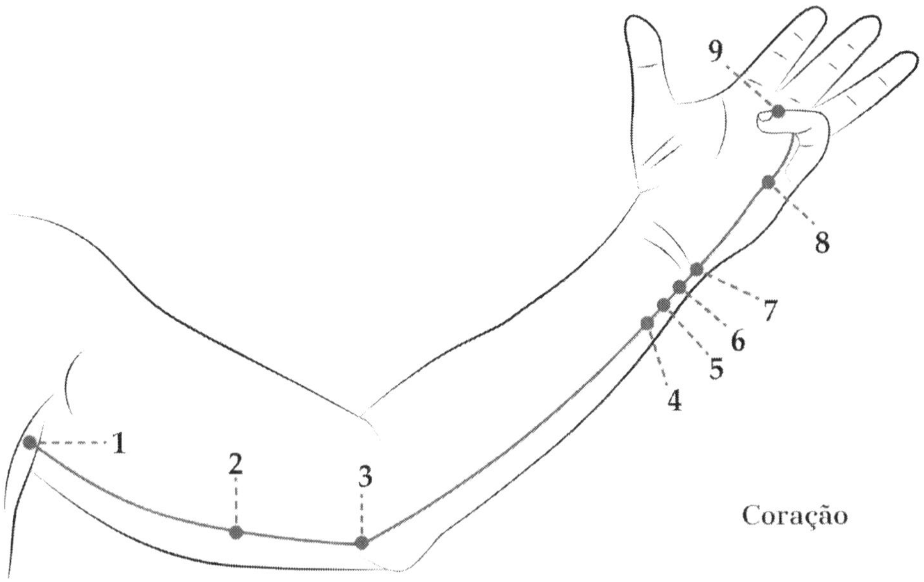

Coração 1
Localizado no centro da axila.

Funções e Uso Comum
Regula o coração, abre e relaxa o tórax. Pode ser usado para tratar dores no tórax e dores nas costelas. Este ponto não costuma ser usado.

Coração 2
Localizado 3 cun acima da prega do cotovelo, na reentrância do lado medial do músculo bíceps.

Funções e Uso Comum
Pode ser usado para tratar dores no tórax e nos ombros.

Coração 3
Localizado na extremidade medial da prega do cotovelo.

Funções e Uso Comum
O Coração 3 acalma a mente, trata dor no coração e dormência na mão e no braço.

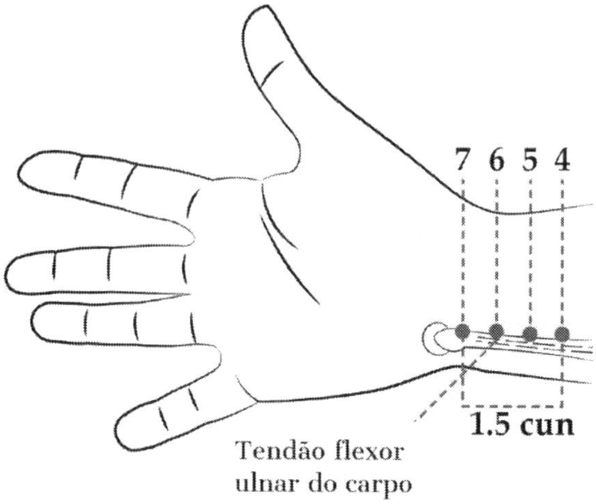

Coração

Coração 4
Localizado 1,5 cun acima da prega do pulso, no lado radial do tendão flexor do carpo.

Funções e Uso Comum
Acalma o espírito, trata dor no tórax e pode ser usado para tratar perda repentina da voz.

Coração 5
Localizado 1 cun acima da prega do pulso, no lado radial do tendão flexor do carpo.

Funções e Uso Comum

- Acalma a mente
- Fogo do coração
- Sensação de taquicardia
- Palpitações (quando você sente seu coração batendo)
- Regula o ritmo do coração
- Fortalece o coração
- Gagueira
- Perda repentina da voz com rigidez da língua

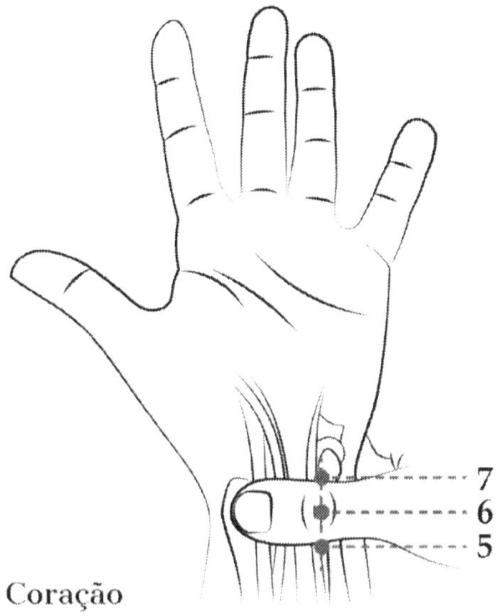

Coração

O Coração 5 regula o ritmo cardíaco, o que pode tratar a arritmia cardíaca. A acupressão é muito eficaz neste ponto. Pressione a unha profundamente no ponto e segure por pelo menos 5 minutos. O tratamento periódico regulará e fortalecerá o coração.

Coração 6

Localizado 0,5 cun acima da prega do pulso, no lado radial do tendão flexor ulnar do carpo.

Funções e Uso Comum

O Coração 6 regula e fortalece o coração, melhora a circulação para o coração e resfria o calor no sangue, que poderia se manifestar como vômito de sangue ou suor noturno.

- Dor no coração, dor lancinante no coração
- Transpiração noturna
- Sangramentos do nariz
- Palpitações (quando você sente seu coração batendo)
- Perda repentina da voz
- Vômito de sangue

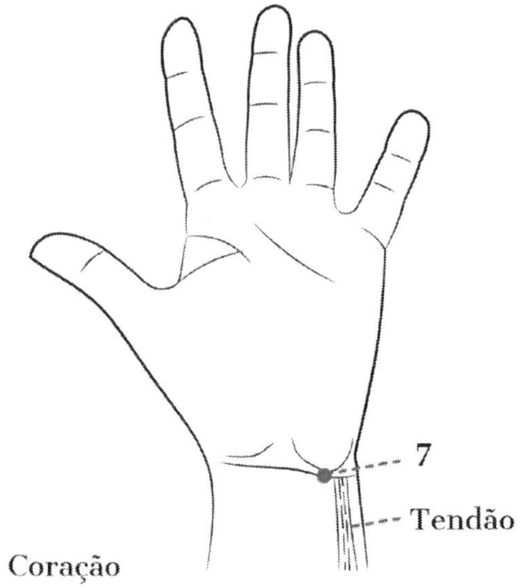

Coração 7
Localizado na prega do pulso, no lado radial do tendão flexor ulnar do carpo. Pode haver duas pregas no pulso, e algumas pessoas têm três. Este ponto está localizado na altura da prega maior do pulso.

Funções e Uso Comum

- Ansiedade
- Acalma a mente
- Arritmia cardíaca
- Palpitações cardíacas (você sente seu coração batendo)
- Sensação de taquicardia
- Insônia
- Irritabilidade
- Transtorno bipolar
- Memória
- Regula e fortalece o coração

O Coração 7 é um dos pontos mais importantes do corpo. É um ponto ótimo para tratar ansiedade e insônia. É um ponto muito calmante. A acupressão é eficaz neste ponto: você pode usar sua unha ou usar uma esfera magnética. Trata distúrbios causados por desequilíbrios do coração, tais como memória fraca, irritabilidade e comportamento maníaco.

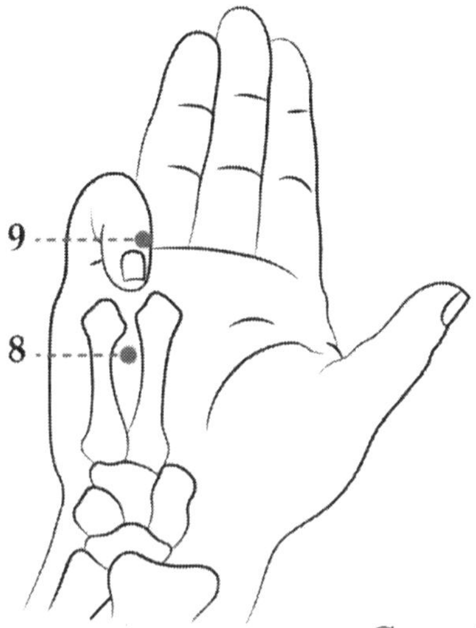

Coração

Coração 8

Localizado entre o quarto e o quinto ossos metacarpianos. Localize este ponto fechando o punho. Ele fica onde o dedo mínimo toca a palma da mão.

Funções e Uso Comum

O Coração 8 acalma a mente e regula o coração. Pode ser usado para tratar palpitações. Trata o fogo do coração, uma síndrome que causa extrema irritabilidade e muitas vezes insônia.

Coração 9

Localizado a 0,1 cun posterior ao canto medial da unha do dedo mínimo.

Funções e Uso Comum

Reanima a consciência, regula o coração e acalma a mente. Pode ser usado para tratar taquicardia e dores no coração, embora o Coração 9 não seja usado com frequência.

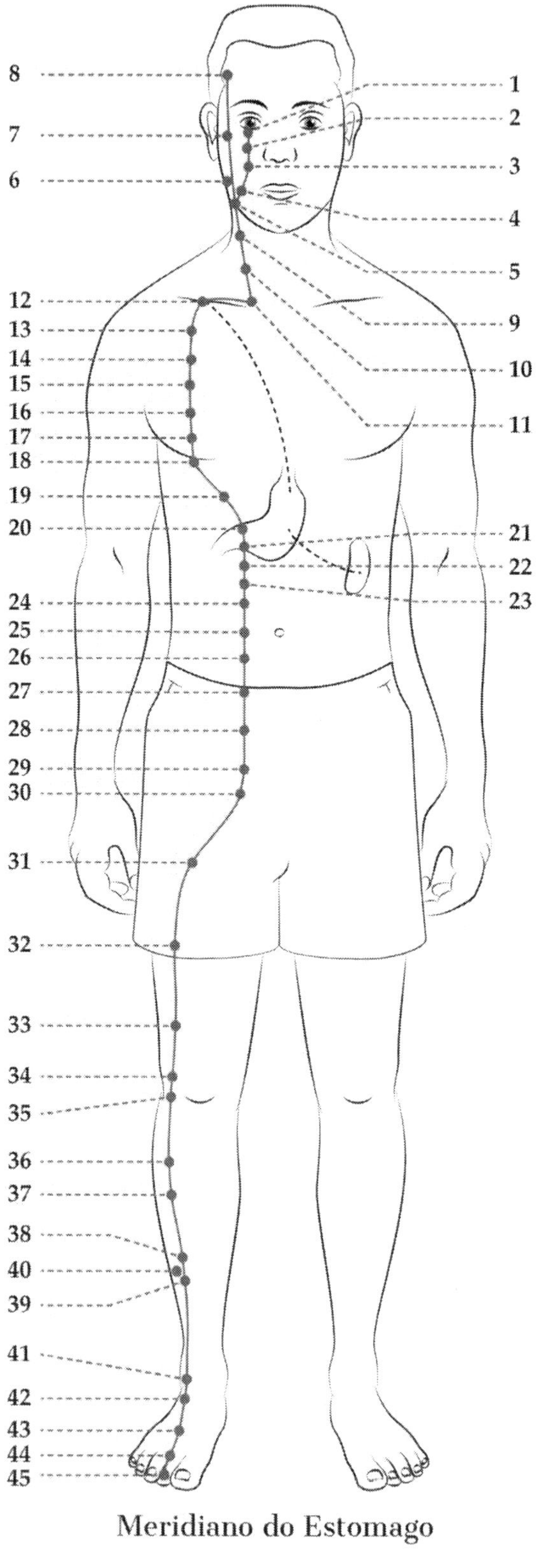

Meridiano do Estomago

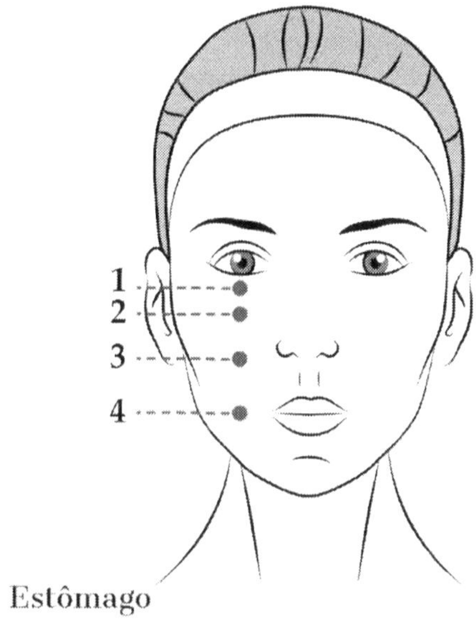

Estômago 1
Localizado diretamente abaixo da pupila, dentro da crista orbital, que é o osso para a órbita do olho.

Funções e Uso Comum
O Estômago 1 regula a circulação nos olhos e pode ser usado para tratar todos os distúrbios oculares, incluindo conjuntivite, dor no olho e lacrimejamento.

Estômago 2
Localizado diretamente abaixo da pupila, na borda inferior da órbita do globo ocular.

Funções e Uso Comum
Este ponto pode ser usado no lugar do Estômago 1 para tratar doenças oculares. O Estômago 2 trata coceira nos olhos, lacrimejamento, neuralgia do trigêmeo, conjuntivite, miopia, espasmos palpebrais, vermelhidão e dor no olho e daltonismo. É indicado para expelir parasitas e tratar nematódeos

("lombrigas") no ducto biliar. Pode abrir os seios nasais para tratar dores de cabeça e inflamação nos seios nasais.

Estômago 3
Localizado diretamente abaixo da pupila, na altura da borda inferior das narinas.

Funções e Uso Comum
Trata paralisia facial, neuralgia do trigêmeo, contração das pálpebras, dor de dente, inchaço dos lábios e das bochechas e lacrimejamento.

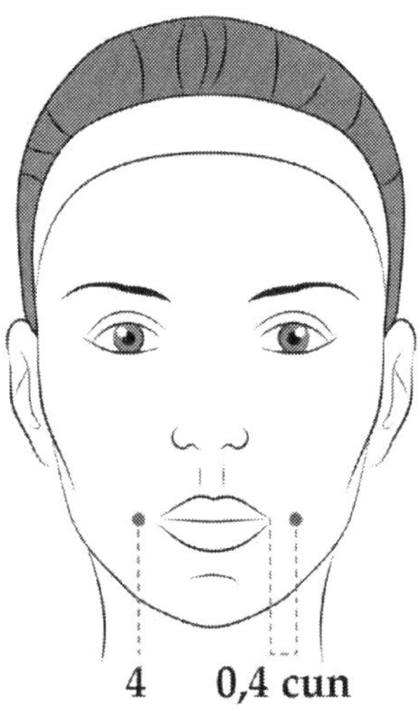

Estômago

Estômago 4
Localizado 0,4 cun ao lado do canto da boca.

Funções e Uso Comum
Trata paralisia facial, neuralgia do trigêmeo, salivação excessiva, desvio da boca, dor de dente, tremores das pálpebras e incapacidade de fechar os olhos. Este ponto restaura intensamente a circulação no meridiano do Estômago para tratar os distúrbios da face. No tratamento de distúrbios neurológicos

como paralisia facial, o lado saudável e não afetado da face também pode ser tratado.

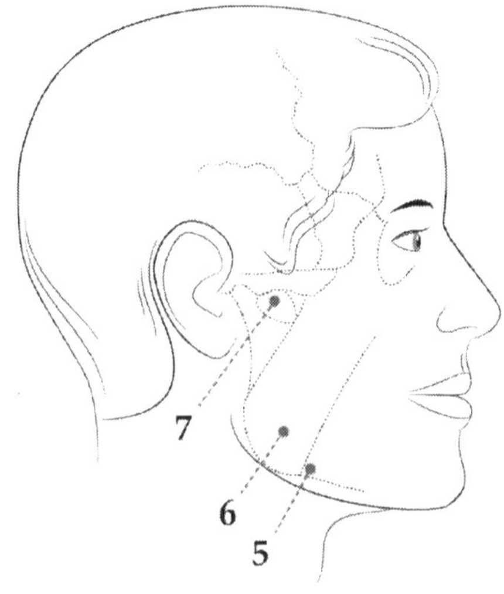

Estômago

Estômago 5

Localizado em frente ao ângulo da mandíbula, em frente ao músculo masseter, na depressão formada quando a bochecha está proeminente.

Funções e Uso Comum

Trata paralisia facial, dor facial, mandíbula, inchaço facial, desvio da boca e dor de dente.

Estômago 6

Localizado 1 dedo de largura anterior e superior ao ângulo inferior da mandíbula, na proeminência do músculo masseter. Tradução: Fica em frente e abaixo do ângulo da mandíbula e deve ser localizado com a mandíbula cerrada, o que causa uma leve proeminência no músculo.

Funções e Uso Comum

Trata paralisia facial, trismo (contração dos músculos mastigadores), dor de dente na mandíbula inferior, dor de garganta, tensão na mandíbula ou ATM. Dissipa bloqueios no meridiano que podem ser causados por um derrame ou por bruxismo (apertar ou apertar os dentes regularmente). Trata a dificuldade de abrir a boca.

Estômago 7

Localizado na borda inferior do arco zigomático, ou osso da face, na depressão em frente ao processo condiloide da mandíbula.

Funções e Uso Comum

- Surdez
- Dificuldade para abrir a boca, como no trismo
- Dor na face
- Paralisia facial
- Deslocamento da mandíbula
- Tinido – zumbido auricular
- ATM
- Dor de dente
- Nevralgia do trigêmeo

O Estômago 7 está localizado na frente da orelha e é muito eficaz para tratar distúrbios na mandíbula. O tratamento deste ponto relaxará os músculos ao redor da mandíbula e permitirá que a mandíbula funcione normalmente. Ranger os dentes regularmente ou apertar as mandíbulas devido ao estresse pode causar problemas na articulação, já que os músculos contraídos afetam sua mobilidade e o alinhamento.

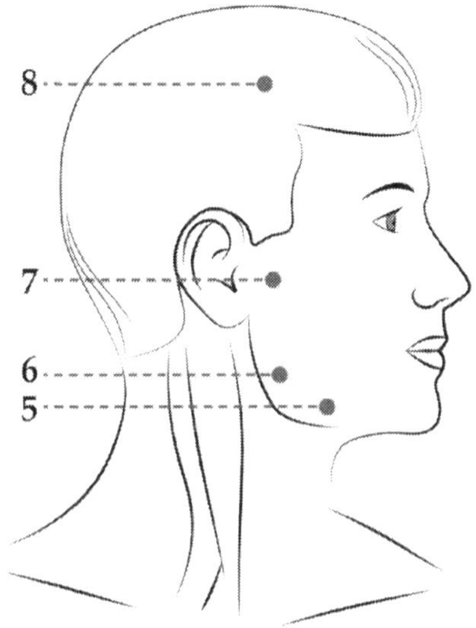

Estômago

Estômago 8
Localizado a 0,5 cun da linha anterior do cabelo, no canto da testa.

Funções e Uso Comum
Trata visão turva, tremores nas pálpebras e rajadas de dor nos olhos. Melhora a circulação nos olhos e pode tratar lacrimejamento.

Nota: Os pontos no meridiano do Estômago que estão localizados no pescoço e no tórax não costumam ser usados. Eu queria incluí-los como referência.

Estômago 9
Localizado no pescoço, 1,5 cun ao lado da laringe.

Funções e Uso Comum
Umedece a garganta e pode ser usado para tratar a dificuldade para engolir.

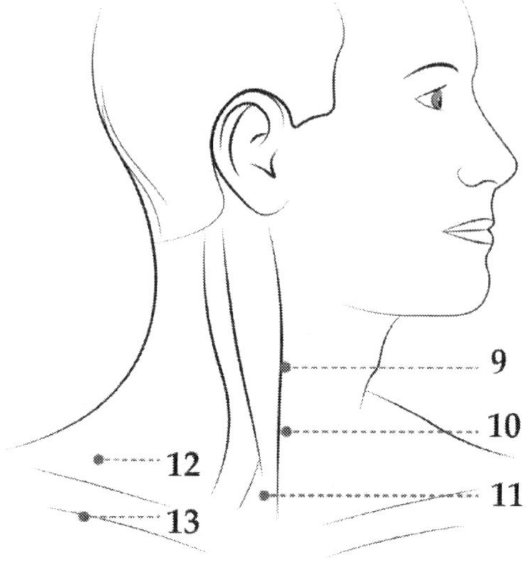

Estômago

Estômago 10

Na borda anterior do músculo esternocleidomastóideo, a meia distância entre o Estômago 9 e o Estômago 11.

Funções e Uso Comum

Trata dor de garganta.

Estômago 11

Na extremidade medial da clavícula, diretamente abaixo do Estômago 9.

Funções e Uso Comum

Trata dor de garganta.

Estômago 12

Localizado no meio da fossa supraclavicular.

Funções e Uso Comum

Trata dor de garganta, tosse e dor na fossa supraclavicular, que é a área acima da clavícula.

Estômago 13
Diretamente abaixo do Estômago 12, na extremidade inferior da clavícula.

Funções e Uso Comum
Trata a plenitude do tórax, tosse e asma.

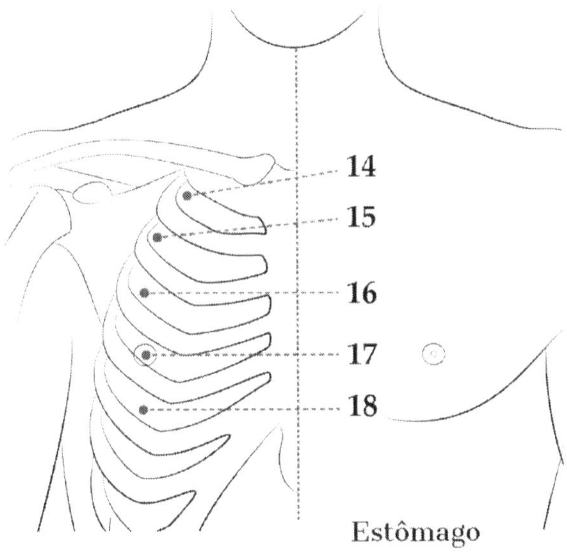

Estômago 14
Localizado no primeiro espaço intercostal, ou entre as costelas, 4 cun ao lado da linha mediana.

Funções e Uso Comum
Trata a distensão do tórax.

Estômago 15
Localizado no segundo espaço intercostal, 4 cun ao lado da linha mediana.

Funções e Uso Comum
Trata dor mamária e mastite. Trata distúrbios pulmonares, como tosse, chiado e falta de ar.

Estômago 16
Localizado no terceiro espaço intercostal, 4 cun ao lado da linha mediana.

Funções e Uso Comum
Trata dores no peito, falta de ar, asma e distúrbios mamários, como abscesso mamário ou mastite.

Estômago 17
Localizado no mamilo, no quarto espaço intercostal, 4 cun ao lado da linha mediana.

Funções e Uso Comum
Este ponto é usado como ponto de referência anatômico e não costuma ser tratado.

Estômago 18
Localizado no quinto espaço intercostal, diretamente abaixo do mamilo.

Funções e Uso Comum
Trata lactação insuficiente, mastite e dor mamária. Regula a circulação nas mamas. Melhora a circulação no tórax para tratar tosse, plenitude do tórax, bronquite e asma.

Estômago 19
Localizado 6 cun acima do umbigo, 2 cun ao lado da linha mediana.

Funções e Uso Comum
Trata distúrbios estomacais como distensão abdominal, vômitos e dores de estômago.

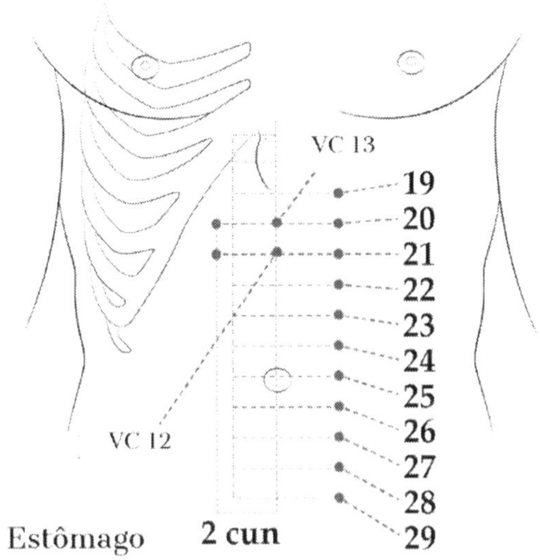

Estômago 20
Localizado 5 cun acima do umbigo, 2 cun ao lado da linha mediana.

Funções e Uso Comum
Trata dor de estômago, vômitos e distensão abdominal.

Estômago 21
Localizado 4 cun acima do umbigo, 2 cun ao lado da linha mediana. Localizado na altura do Vaso Concepção 12.

Funções e Uso Comum
Trata dor de estômago, distensão abdominal e vômitos. Regula a digestão.

Estômago 22
Localizado 3 cun acima do umbigo, 2 cun ao lado da linha mediana.

Funções e Uso Comum
Trata distensão abdominal, diarreia e edema.

Estômago 23
Localizado 2 cun acima do umbigo, 2 cun ao lado da linha mediana.

Funções e Uso Comum
Trata dor de estômago, dor abdominal e diarreia.

Estômago 24
Localizado 1 cun acima do umbigo, 2 cun ao lado da linha mediana.

Funções e Uso Comum
Trata dor de estômago e vômitos. Acalma a mente para aliviar transtorno bipolar. Uma fonte indica que ele trata a psicose com fase maníaca. Lembre-se de que a medicina chinesa trata distúrbios emocionais com seu próprio sistema de diagnóstico pelos padrões dos órgãos.

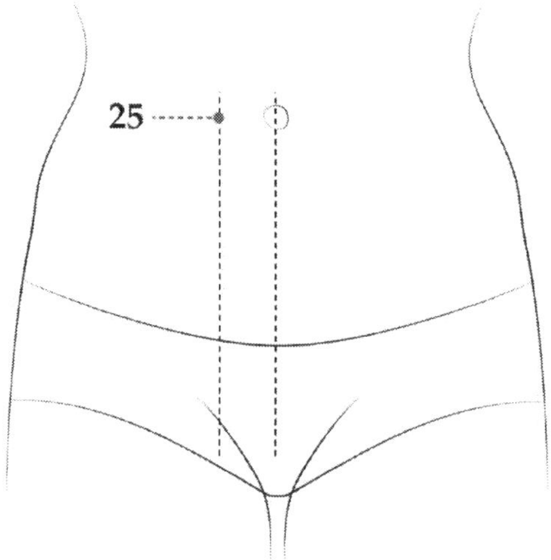

Estômago

Estômago 25
Localizado 2 cun ao lado do umbigo.

Funções e Uso Comum
- Dor abdominal
- Apendicite
- Colite
- Constipação
- Diarreia
- Edema
- Abscesso intestinal
- Obstrução intestinal
- Umedece e regula os intestinos para tratar constipação
- Dor no umbigo
- Pancreatite
- Regula a digestão
- Regula a menstruação
- Regula os intestinos
- Vômitos

Este ponto não deve ser usado durante a gravidez.

É um ponto importante para o tratamento de distúrbios digestivos. É combinado com outros pontos para regular os intestinos e tratar tanto a constipação quanto a diarreia. Melhora a circulação nos intestinos, o que regula a função intestinal. Pode ser usado após cirurgia abdominal para restaurar a função normal.

Estômago 26
Localizado 1 cun abaixo do umbigo, 2 cun ao lado da linha mediana.

Funções e Uso Comum
Trata dor abdominal, hérnia e dor menstrual.

Estômago 27
Localizado 2 cun abaixo do umbigo, 2 cun ao lado da linha mediana.

Funções e Uso Comum
Trata distensão abdominal e hérnia. Fortalece os rins para melhorar a micção e trata micção dolorosa. Trata ejaculação precoce e dificuldade para urinar.

Estômago 28
Localizado 3 cun abaixo do umbigo, 2 cun ao lado da linha mediana.

Funções e Uso Comum
Trata retenção de urina e fezes, micção dolorosa, nefrite, distensão abdominal, dores lombares, dores genitais, constipação e ciclos menstruais doloridos. De acordo com uma fonte, ele expulsa pedras dos rins.

Estômago 29
Localizado 4 cun abaixo do umbigo, 2 cun ao lado da linha mediana.

Funções e Uso Comum
Trata prolapso uterino, dor vaginal, infertilidade e regula a menstruação. Trata hérnia, leucorreia e amenorreia, que é a ausência anormal de uma menstruação.

Estômago 30
Localizado 5 cun abaixo do umbigo, 2 cun ao lado da linha mediana. O Estômago 30 fica na área da virilha e não costuma ser usado.

Funções e Uso Comum

Regula a menstruação, trata infertilidade e os ciclos menstruais dolorosos. Uma fonte diz que ele restaura o útero à sua forma normal após o parto. Trata dor genital e dor abdominal.

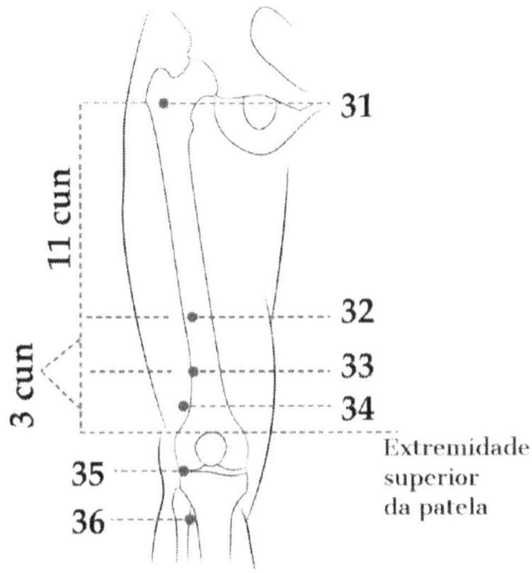

Estômago

Estômago 31

Localizado abaixo da coluna ilíaca ântero-superior, na altura da borda inferior da sínfise púbica.

Funções e Uso Comum

Trata atrofia ou paralisia da perna e quadril, dor no quadril, dor na perna, dormência e dor na perna. Pode ser combinado com Estômago 36 e Estômago 41 para aliviar a dor e restaurar a função normal da perna e do quadril.

Estômago 32

Localizado a 6 cun da patela, na linha que liga a crista ilíaca ântero-superior e a borda lateral da patela.

Funções e Uso Comum

Trata dor no joelho, paralisia dos músculos do joelho, dor lombar e urticária.

Estômago 33
Localizado a 3 cun da borda superior da patela, na linha entre a borda lateral da patela e a crista ilíaca ântero-superior.

Funções e Uso Comum
Alivia dor lombar, pernas e joelhos fracos, dor nas coxas. Trata dor e rigidez da perna e do joelho.

Estômago 34
Localizado 2 cun acima da borda superior da patela.

Funções e Uso Comum
Trata dor e inchaço nos joelhos e dor na perna. Trata refluxo ácido e dor de estômago.

Este é um ponto muito importante para tratar dor no joelho. Costuma ser combinado com Estômago 35 e 36, Baço 9 e 10 e He Ding, que fica na parte superior do joelho. A combinação destes pontos melhora intensamente o fluxo de sangue no joelho para aliviar a dor e curar o joelho após lesão ou para tratar osteoartrite do joelho e evitar a necessidade de cirurgia. A articulação do joelho é grande e pode ser facilmente afetada pela falta de circulação sanguínea saudável.

Um de meus pacientes quebrou a patela ao meio. Ele teve que fazer cirurgia para ela fosse recomposta, mas, após a cirurgia, como se pode imaginar, o joelho dele ficou muito dolorido. Eu tratei os pontos habituais do joelho, mas ele ainda sentia dor. Percebi que havia se acumulado tecido cicatrizado em volta patela, já que ela estava imóvel fazia mais de um mês.

O tecido conjuntivo em cima da patela tinha encolhido ou havia tecido cicatrizado, ou ambos. Assim, eu usei cerca de 30 agulhas em cima da patela dele, inserindo muito pouco as agulhas em sua pele para que elas penetrassem a pele e o tecido articular. Isso não é algo que se aprende na escola: você simplesmente tem que se adaptar quando os pacientes não respondem conforme o esperado. Após ter tratado o joelho dele dessa forma, sua dor quase desapareceu.

Este caso demonstra por que é importante lembrar que seu acupunturista escolherá os pontos necessários de acordo com seu treinamento e com a forma como você responderá a cada tratamento. Cada vez que você faz acupuntura, os pontos tratados podem ser completamente diferentes. Todos os tipos de acupuntura são eficazes. Há muitas formas de tratar as doenças com acupuntura.

Estômago 35
Localizado com o joelho dobrado, este ponto fica na borda inferior da patela, na depressão lateral ao ligamento patelar. A patela é a rótula, e o ligamento patelar é o tecido conjuntivo para a patela.

Funções e Uso Comum
Trata dor e inchaço do joelho, assim como dormência e atrofia da perna.

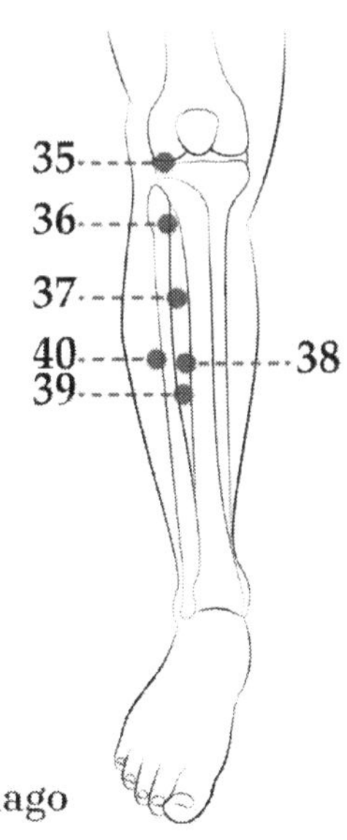

Estômago

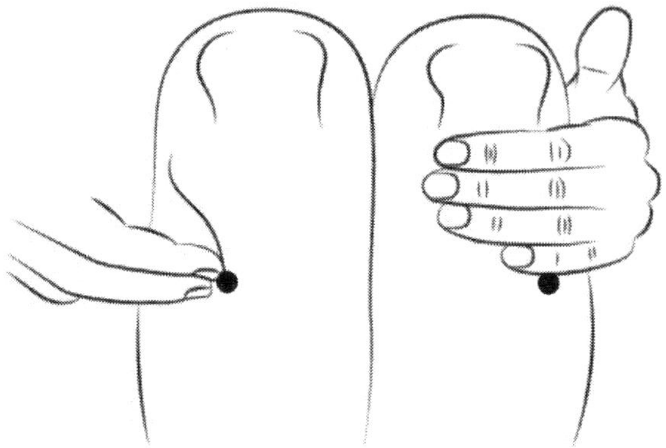

Localização do Estômago 36

Estômago 36
Localizado 3 cun abaixo do Estômago 35 e a um dedo de largura da crista anterior da tíbia.

O Estômago 36 pode ser localizado de várias formas. Você pode colocar a mão em cima do joelho para medir o ponto. Coloque o dedo indicador na altura dos olhos do joelho, que são as pequenas depressões em ambos os lados da patela. O ponto fica logo abaixo de seu dedo mínimo. Você pode fazer a referência cruzada do local usando a tíbia, ou osso da panturrilha.

Funções e Uso Comum
O Estômago 36 talvez seja o ponto mais usado na acupuntura. Ele tem tantas funções que vou separar as funções das indicações para facilitar a compreensão. A acupressão é eficaz neste ponto.

Regula e Fortalece o Baço e o Estômago

- Plenitude do abdome
- Dor abdominal
- Arrotos

- Constipação
- Espasmos do diafragma
- Diarreia
- Dificuldade para engolir
- Edema, retenção de líquido
- Fadiga
- Gastrite
- Soluços
- Indigestão
- Mastite
- Náuseas
- Pancreatite
- Falta de apetite
- Prolapso de órgãos
- Dor de estômago
- Vômitos

Regula e Fortalece os Pulmões

- Asma
- Dificuldade para respirar
- Tosse
- Fadiga
- Tônico do sistema imunológico, pode ser usado para alergias, resfriado e gripe e fraqueza geral do sistema imunológico
- Falta de ar

Regula e Umedece os Intestinos

- Dor abdominal
- Apendicite
- Constipação
- Diarreia
- Enterite, inflamação dos intestinos
- Abscesso intestinal

Regula e Fortalece o Sistema Imunológico

- Alergias
- Resfriados e gripes
- Urticária

Diversos

- Anemia, ajuda a formar sangue
- Beneficia a lactação
- Visão turva
- Abscesso mamário
- Dificuldade para engolir
- Tontura
- Hemiplegia
- Pressão arterial alta (combine-o com outros pontos para tratar a causa subjacente)
- Dor no joelho, combinado com outros pontos
- Fraqueza no joelho
- Dor na perna
- Paralisia da perna
- Fraqueza das pernas
- Leucorreia
- Mastite

Este ponto é um dos melhores pontos do corpo para melhorar os níveis de energia. Ele melhora a digestão e alivia a fadiga. É chamado de "Três Milhas da Perna" porque o ditado diz que, mesmo quando se está no ponto de exaustão, é possível tratar este ponto e caminhar mais três milhas (quase 5 km).

Estômago 37

Localizado 3 cun abaixo do Estômago 36, um dedo de largura ao lado da crista da tíbia, que também é chamada de "canela".

Funções e Uso Comum

- Dor e distensão abdominal
- Apendicite

- Diarreia
- Enterite, inflamação dos intestinos
- Gastrite
- Indigestão
- Abscesso intestinal
- Obstrução intestinal
- Dor e dormência nas pernas
- Fraqueza e atrofia das pernas
- Regula os intestinos e o estômago
- Trata a estagnação nos intestinos

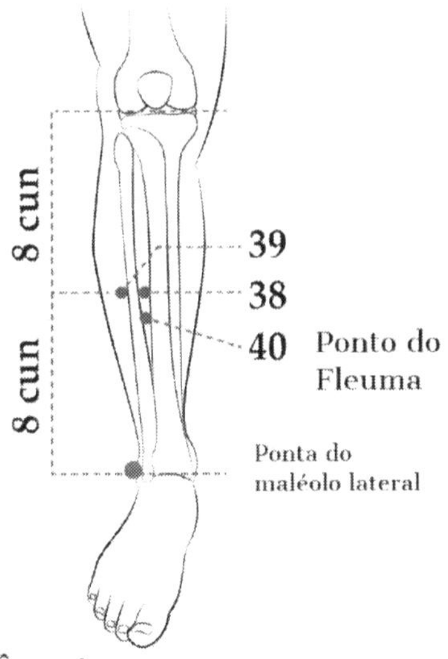

Estômago

Estômago 38

Localizado a meio caminho entre o olho do joelho e a ponta do maléolo lateral, que é o osso do tornozelo na parte externa da perna. Localizado 2 cun abaixo do Estômago 37.

Funções e Uso Comum

- Dor ou rigidez no ombro
- Dor ou atrofia nas pernas
- Calor na planta dos pés
- Pé caído (dificuldade para levantar a parte da frente do pé)

O Estômago 38 trata dor no ombro. Em alguns casos, o alívio da dor é imediato. Pontos adicionais podem ser acrescentados para tratar o ombro. Pontos no ombro podem ser usados para restaurar a circulação e ajudar a quebrar o tecido cicatrizado que muitas vezes prejudica o movimento.

Estômago 39

Localizado 3 cun abaixo do Estômago 37, a um dedo de largura da crista da tíbia.

Funções e Uso Comum

- Regula os intestinos
- Dor na região lombar referente aos genitais
- Dor na parte inferior do abdome
- Abscesso mamário
- Dor ou paralisia na perna

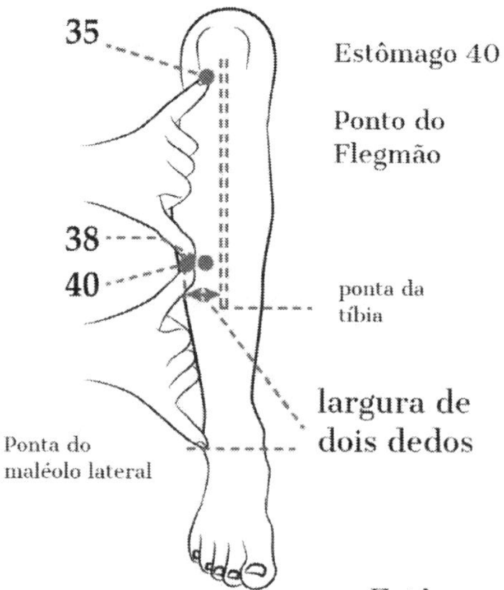

Estômago

Estômago 40
Localizado a meio caminho entre o olho do joelho e o maléolo lateral, ou osso externo do tornozelo. Para localizá-lo, coloque seu dedo mínimo em cima da ponta do osso externo do tornozelo e o outro dedo mínimo no olho do joelho, que é a pequena reentrância na patela. O ponto médio fica onde seus polegares se encontrarem no meio. O ponto se localiza nesta altura, a dois dedos de largura da tíbia ou da canela.

Funções e Uso Comum

- Asma
- Bronquite
- Acalma a mente
- Problemas de tórax ou pulmão
- Dor no peito por problemas pulmonares
- Sintomas de resfriado e gripe com excesso de produção de muco
- Tosse causada por excesso de muco
- Constipação
- Tosse
- Tontura
- Dor ou paralisia na perna
- Pneumonia
- Regula os intestinos
- Regula o estômago
- Falta de ar do muco nos pulmões
- Fogo do estômago – gastrite
- Dor de garganta, obstrução e inchaço
- Transforma a fleuma
- Chiado
- Coqueluche

O Estômago 40 é chamado de "Ponto de Fleuma". Ajuda a resolver fleuma, ou muco, em qualquer parte do corpo. É útil para resfriados e gripes, pois resolve muco. Este ponto pode ser combinado com Estômago 36, Intestino Grosso 4 e 11 e Pulmão 7. Isto impulsiona o sistema imunológico e resolve o muco.

As pessoas costumam cancelar suas consultas de acupuntura quando estão resfriadas ou gripadas. Fazer acupuntura pode ajudar você a tratar seu resfriado ou gripe muito mais rápido. Uma vez eu tratei meu pai a cada 2 horas e, no dia seguinte, ele estava quase sem sintomas. Ele tinha uma tosse horrível de um resfriado e precisava ficar bom rápido, então eu fiz tratamentos frequentes nele. No dia seguinte, ele raramente tossiu e estava quase completamente bem.

Quando se trata excesso de muco usando o Estômago 40, os pacientes costumam começar a tossir depois que as agulhas são removidas. Isso mostra que o muco nos pulmões está sendo resolvido. Seu corpo começa tratando o muco pela tosse, que é como ele o expulsa. Este ponto também pode ser usado para tratar asma, que é descrita como retenção de muco nos pulmões, que obstrui a função normal do pulmão. Deve ser combinado com outros pontos e com a medicina fitoterápica chinesa para tratar asma.

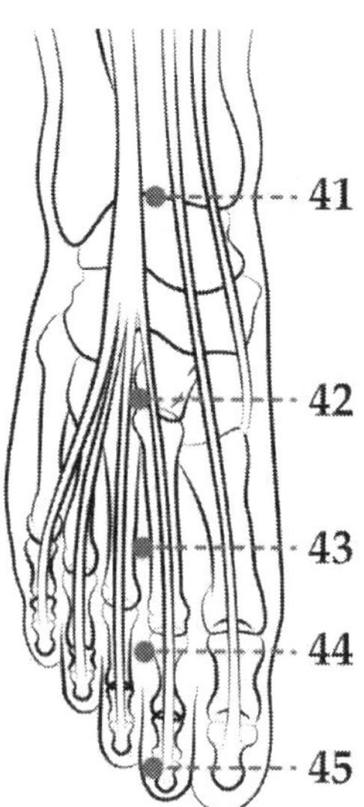

Estômago

Estômago 41

Localizado no tornozelo, na altura do maléolo lateral, ou lado de fora do tornozelo, na depressão entre os tendões.

Funções e Uso Comum

- Dor no tornozelo
- Pé caído
- Dor no pé
- Dor de cabeça na testa, causada por problemas de estômago
- Dor, atrofia ou rigidez na perna
- Fogo do estômago ou gastrite

Este ponto costuma ser usado para restaurar a função normal do pé e para tratar dor no pé ou nos dedos dos pés.

Estômago 42

Localizado entre o segundo e o terceiro ossos do pé, a 1,5 cun do Estômago 41.

Funções e Uso Comum

- Libera o calor no meridiano do Estômago
- Dor ou fraqueza no pé
- Paralisia facial ou inchaço
- Atrofia do pé

Estômago 43

Localizado entre o segundo e o terceiro ossos do pé.

Funções e Uso Comum

- Edema facial, ou inchaço por excesso de líquido
- Pé caído
- Dor ou inchaço nos pés
- Regula o baço para tratar edema, ou retenção de líquido
- Regula o estômago e os intestinos
- Dor ou rigidez nos dedos dos pés

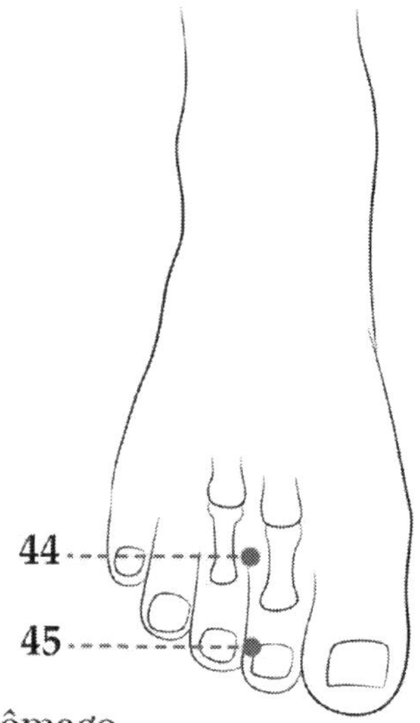

Estômago

Estômago 44
Localizado entre o segundo e terceiro dedos do pé, a 0,5 cun da margem do dedo.

Funções e Uso Comum

- Mãos e pés frios quando o corpo está quente
- Constipação
- Espasmos do diafragma
- Diarreia
- Paralisia facial
- Dor no pé, ou inchaço no dorso do pé
- Trismo
- Regula os intestinos
- Dor de dente
- Nevralgia do trigêmeo

Estômago 45
Localizado a 0,1 cun do canto da unha do segundo dedo do pé.

Funções e Uso Comum

O Estômago 45 dissipa o calor do meridiano do Estômago e reanima a consciência. Trata inchaço facial, desvio da boca e trismo.

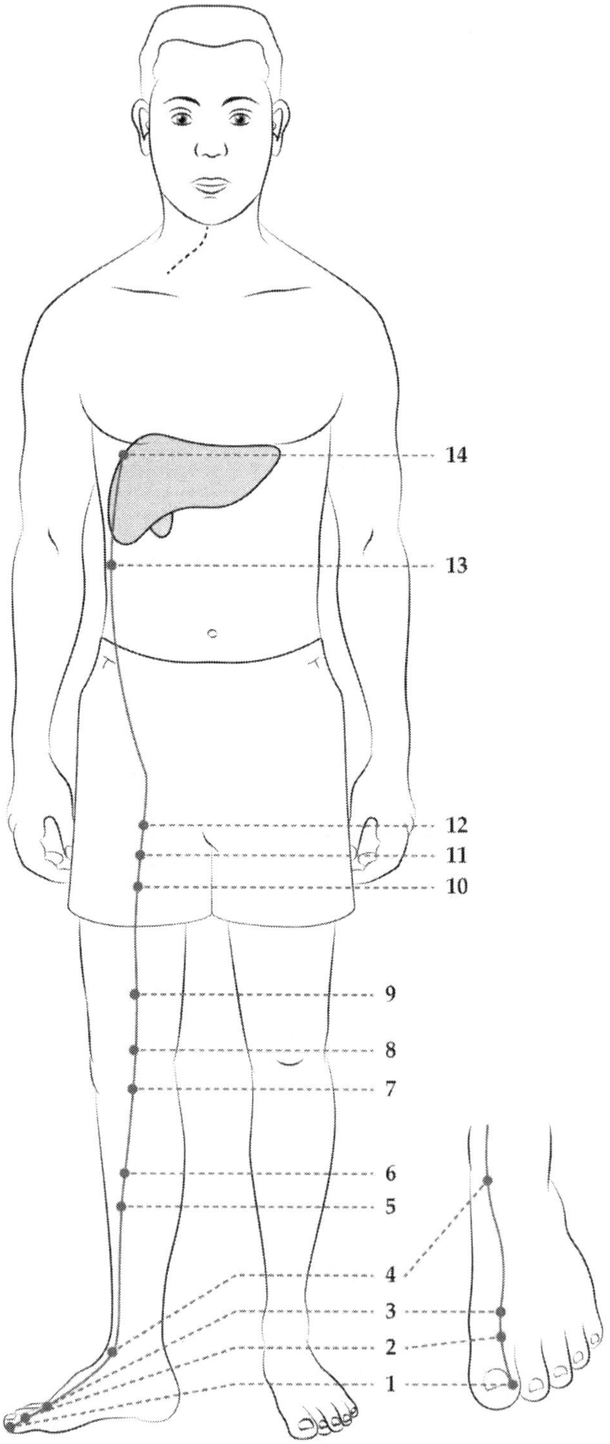

Meridiano do Fígado

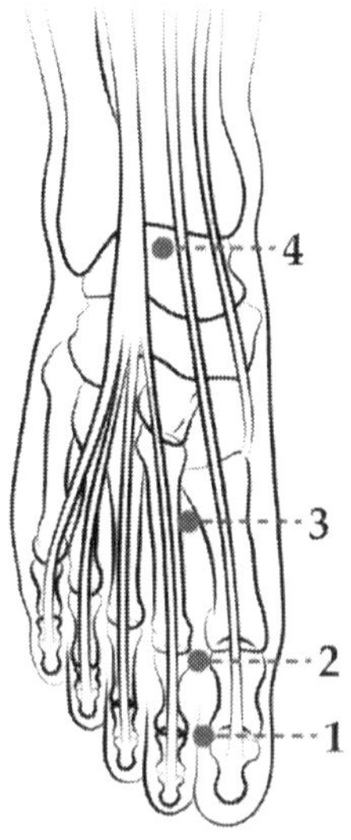

Fígado

Fígado 1
Na face lateral do dedo maior do pé, a 0,2 cun do canto da unha.

Funções e Uso Comum
Regula o fígado. Pode ser usado para inchaço genital, menstruação irregular e hérnia inguinal. Detém o sangue, o que significa que pode ser usado para todos os tipos de sangramento uterino anormal e para sangue na urina ou nas fezes.

Fígado 2
Entre o dedo maior do pé e o segundo dedo do pé, na margem da membrana.

Funções e Uso Comum

- Sangramento uterino anormal causado pelo fogo, que é um calor extremo
- Drena o fogo do fígado
- Convulsões
- Tontura
- Dores genitais

- Dor de cabeça
- Hepatite
- Hérnia
- Hipertensão arterial
- Insônia
- Icterícia
- Problemas menstruais, incluindo dor
- Sangramento do nariz
- Regula o Qi do fígado
- Convulsões
- Grave irritabilidade, com sensação de calor na face
- Para o sangramento causado por síndromes de calor
- Subjuga o Yang do fígado
- Zumbido
- Dissipa calor úmido na parte inferior do abdome, que pode se manifestar de várias formas, inclusive como infecção do trato urinário
- Trata a depressão causada por problemas do fígado

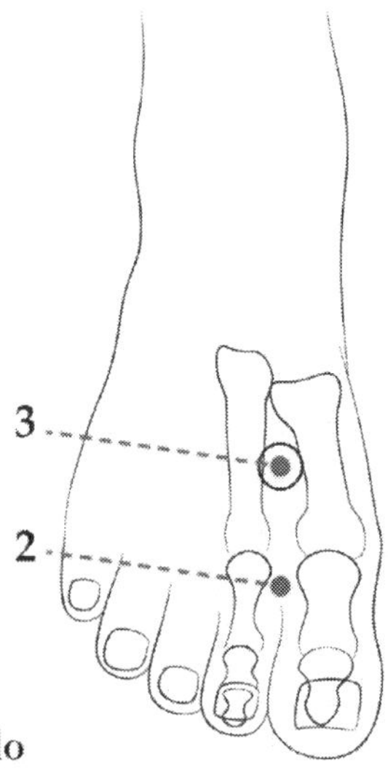

Fígado

O Fígado 2 é um ponto importante, pois trata sintomas de fogo do fígado e calor no sangue. Lembre que alguns destes sintomas podem ser causados por outros desequilíbrios. O zumbido, por exemplo, pode estar relacionado a uma deficiência do rim. Deve-se fazer um diagnóstico completo para todos os sintomas.

O Fígado 2 é um ponto importante para irritabilidade. Ele purga intensamente o calor ou o fogo do fígado e alivia o estresse. Este ponto pode ser combinado com Fígado 3. Ele trata as emoções quando alguém está muito irritado, tem rubor facial ou uma sensação de calor na face quando irritado ou estressado. Se uma pessoa "explode" ou fica irritada facilmente, considere o uso deste ponto. O Fígado 2 e o 3 são usados para tratar estresse, que, de acordo com a medicina chinesa, na maioria das vezes é causado por desequilíbrios do fígado.

Fígado 3

Localizado entre o primeiro e o segundo dedos do pé, cerca de 1,5 cun acima da membrana interdigital. Por favor, observe que o tamanho dos ossos dos seus pés determina a distância entre este ponto e a membrana interdigital do pé. Isso varia de pessoa para pessoa. O ponto se localiza na depressão entre o primeiro e o segundo ossos metatarsais (ossos dos pés).

Para localizar o Fígado 3, você passa seu dedo desde a membrana interdigital do pé até os ossos do pé e encontrará uma pequena reentrância antes de chegar aos ossos do pé. A imagem mostra o ponto com um círculo em volta para que você possa ver que o Fígado 3 se localiza em uma pequena cavidade no pé.

Funções e Uso Comum

- Visão turva
- Tontura
- Problemas nos olhos
- Suspiros frequentes
- Dores de cabeça

- Hepatite
- Hérnia
- Hipertensão arterial
- Insônia
- Menstruação irregular
- Icterícia
- Enxaquecas
- Enjoo matinal
- Náuseas
- Regula o sangue
- Regula os hormônios
- Regula o Qi do fígado
- Relaxa o corpo inteiro
- Transtorno do feto agitado (a acupuntura ajuda a acalmar o bebê no útero)
- Seda a ascensão do Yang do fígado
- Alivia o estresse
- Trata a depressão causada pelo estresse
- Prolapso uterino
- Vertigem (ponto principal)
- Problemas de visão
- Vômitos

A maioria das pessoas precisa tratar o Fígado 3. Alivia o estresse e é muito relaxante. Trata todas as doenças que se originam no fígado, conforme ele é visto pela medicina chinesa. Trata enxaquecas e ajuda a aliviar a tensão muscular. A acupressão é eficaz neste ponto. Uma esfera magnética pode ser aplicada conforme necessário. Lembre-se de remover as esferas magnéticas após oito horas, ou o ponto deixará de responder ao tratamento temporariamente.

É frequente ver a ascensão do Yang do fígado na hipertensão arterial. O estresse afeta o fígado, que então sobe até a cabeça. Controlar a raiva e a hipertensão arterial é importante para evitar acidentes vasculares cerebrais. A acupuntura alivia o estresse e a raiva.

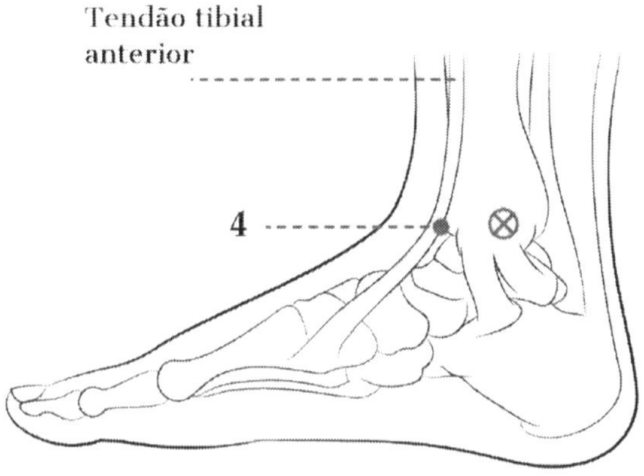

Fígado

Fígado 4

Localizado 1 cun na frente do maléolo medial (osso do tornozelo no tornozelo interno). Localizado na depressão do lado medial do tendão tibial anterior.

Funções e Uso Comum

Regula o Qi do fígado e dissipa o calor. Dissipa o calor no fígado e na vesícula biliar. Pode ser usado para icterícia e dor genital.

Fígado 5

Localizado 5 cun acima da ponta do maléolo medial, perto da borda posterior medial da tíbia.

Funções e Uso Comum

Regula o fígado e dissipa o calor úmido. Pode ser usado para tratar distúrbios como hérnia e problemas menstruais.

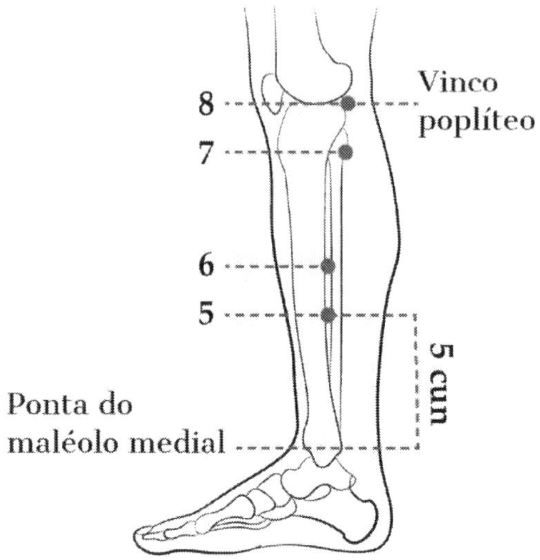

Fígado

Fígado 6
Localizado 7 cun acima da ponta do maléolo medial, perto da borda medial da tíbia.

Funções e Uso Comum
Regula o Qi do fígado.

Fígado 7
Localizado atrás e abaixo do côndilo medial da tíbia, na parte superior da cabeça medial do músculo gastrocnêmio.

Funções e Uso Comum
Pode ser usado para dores no joelho.

Fígado 8
Localize-o com o joelho dobrado. Fica na depressão no fim da prega poplítea (prega do joelho).

Funções e Uso Comum
Dissipa o calor úmido da parte inferior do corpo, beneficia o útero e regula a menstruação.

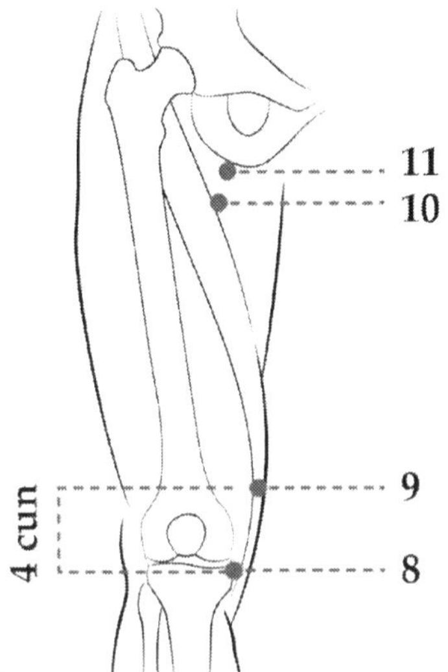

Fígado

Fígado 9
Localizado 4 cun acima do epicôndilo medial do fêmur.

Funções e Uso Comum
Regula a menstruação.

Fígado 10
Localizado 3 cun abaixo do Estômago 30, na borda lateral do músculo abdutor longo da coxa.

Funções e Uso Comum
Trata distensão abdominal, prolapso uterino e dor nos testículos.

Fígado 11
Localizado 2 cun abaixo do Estômago 30, na borda lateral do músculo abdutor longo.

Funções e Uso Comum
Beneficia o útero, mas não é muito usado.

Fígado 12

Localizado abaixo e ao lado da sínfise púbica, 0,5 cun ao lado do meridiano do Vaso Concepção, na abertura inguinal. Por favor, consulte a imagem principal para esta localização. Este ponto fica na área do púbis e não é muito usado.

Funções e Uso Comum

Este ponto poderia ser usado para questões genitais, mas não é muito usado.

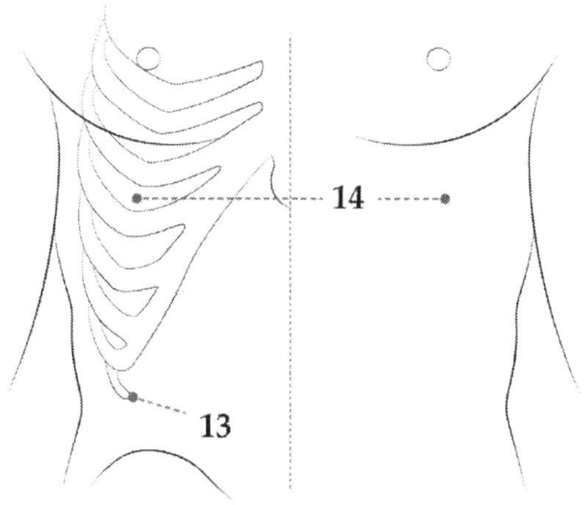

Fígado

Fígado 13

Na face lateral do abdome, abaixo da extremidade livre da 11ª costela flutuante.

Funções e Uso Comum

Regula o fígado e melhora a digestão.

Fígado 14

Diretamente abaixo do mamilo, no sexto espaço intercostal.

Funções e Uso Comum

Regula o fígado e a vesícula biliar. Pode ser usado para tratar hepatite, pancreatite e outras doenças do fígado.

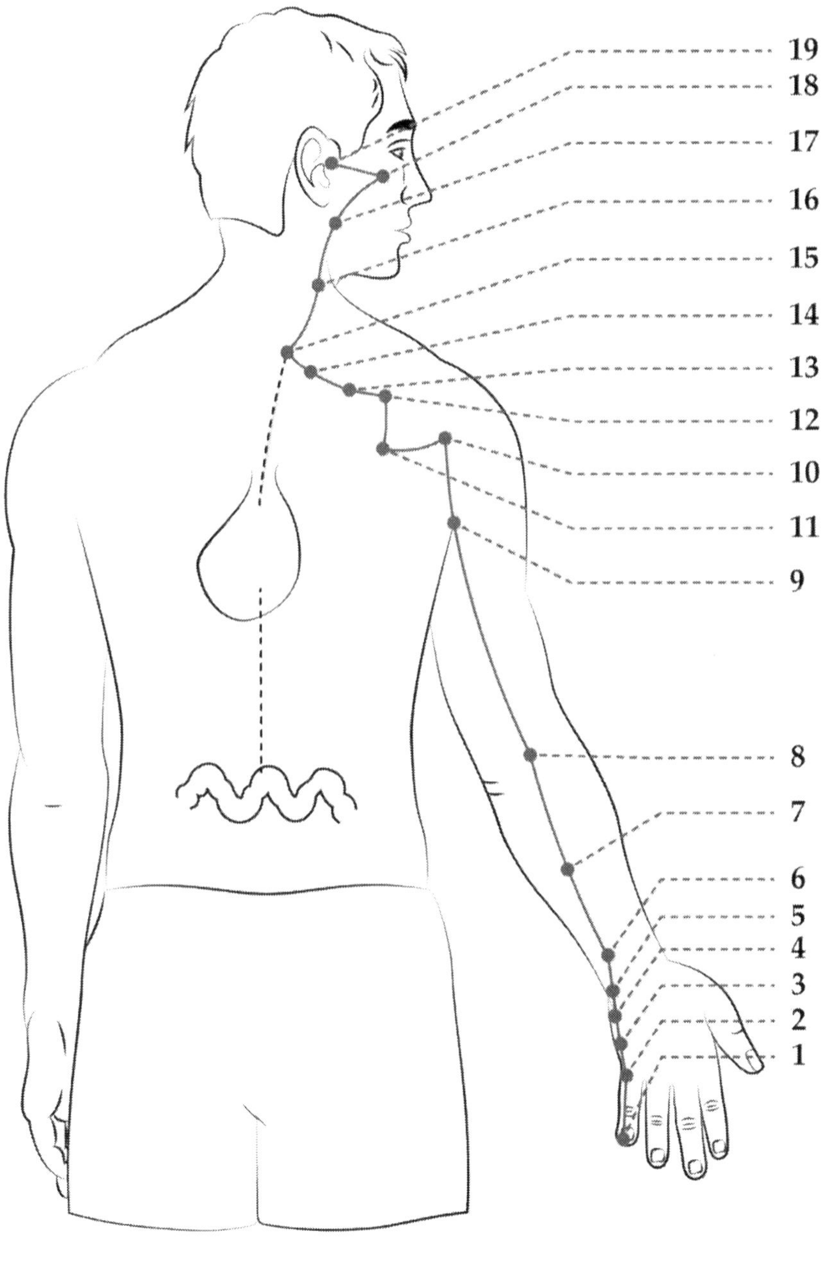

Meridiano do Intestino Delgado

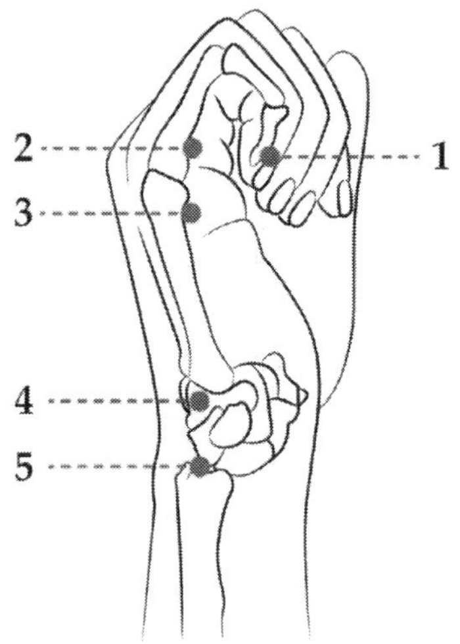

Intestino Delgado

Intestino Delgado 1
No lado ulnar do dedo mínimo, a 0,1 cun do canto da unha.

Funções e Uso Comum
Este ponto pode ser usado para promover a lactação, tratar abscesso mamário e mastite. Também pode tratar a perda de consciência após um derrame.

Intestino Delgado 2
Na quinta articulação metacarpofalângica (articulação dos dedos), localize-o com a mão formando um punho frouxo.

Funções e Uso Comum
Este ponto pode ser usado para tratar dor ardente nos olhos e olhos vermelhos. Abre os ouvidos para tratar surdez e zumbido. Umedece a garganta.

Intestino Delgado 3

Na quinta articulação metacarpofalângica (articulação dos dedos), localize-o com a mão formando um punho frouxo.

Funções e Uso Comum

- Acalma a mente
- Conjuntivite
- Surdez
- Dor no cotovelo
- Epilepsia
- Distúrbios nos olhos, como dor, vermelhidão e inchaço
- Dor nos dedos
- Dor na mão
- Dor de cabeça no occipúcio, ou na base do crânio
- Dor lombar e no sacro
- Transtorno bipolar, acalma a mente
- Dor ou rigidez no pescoço
- Regula a coluna vertebral
- Relaxa os músculos
- Dor no ombro
- Zumbido
- Dor ou rigidez na parte superior das costas
- Entorse

O Intestino Delgado 3 é chamado por muitos acupunturistas de "Ponto da Nuca Rígida". A indicação de transtorno bipolar é com base no diagnóstico de "calor de catarro". É assim que a medicina chinesa trata os distúrbios emocionais. Cada desequilíbrio emocional tem uma causa básica, que tem um diagnóstico específico em termos da medicina chinesa. A acupuntura e as ervas podem ser usadas para tratar o desequilíbrio subjacente, o que pode ajudar a tratar os problemas emocionais que são causados por este desequilíbrio. O diagnóstico é feito usando o diagnóstico da medicina chinesa, não o diagnóstico ocidental.

Intestino Delgado 4
No lado ulnar da palma, na depressão entre a base do quinto osso metacarpo e o osso triquetral.

Funções e Uso Comum
Pode ser usado para tratar problemas no pulso, incluindo dor, contratura ou rigidez dos dedos e do pulso. Trata todos os dedos e a fraqueza ou dor das mãos. Alivia dor no pescoço, zumbido e icterícia.

Intestino Delgado 5
No pulso, na depressão entre a cabeça do osso ulna e o osso piramidal (ou triquetral) do punho.

Funções e Uso Comum
Pode ser usado para tratar dor e inchaço no pescoço, dores no pulso e no braço. Trata a vermelhidão dos olhos, surdez, zumbido e dor de dente.

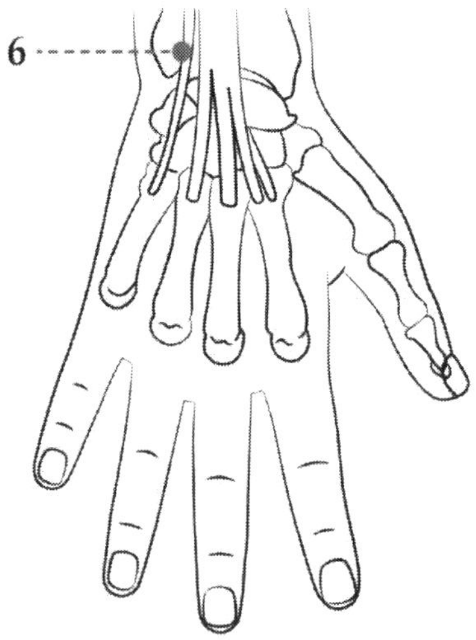

Intestino Delgado

Intestino Delgado 6
Na cabeça do osso ulna, no lado dorsal do punho.

Funções e Uso Comum

Trata dor no ombro, parte superior das costas, e braços e rigidez no pescoço. Beneficia os olhos para tratar visão turva e dor ocular.

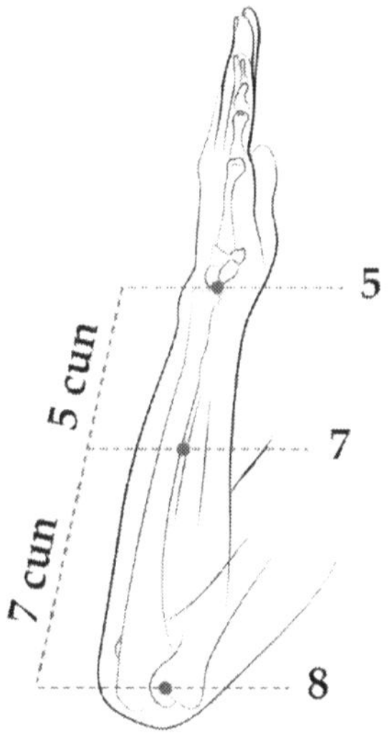

Intestino Delgado

Intestino Delgado 7

Localizado 5 cun acima do Intestino Delgado 5, na linha que une o Intestino Delgado 8 e o Intestino Delgado 5.

Funções e Uso Comum

Pode ser usado para tratar dor nos dedos, dor no cotovelo ou dor no meridiano do Intestino Delgado. Trata rigidez no pescoço.

Intestino Delgado 8

Localizado entre o olecrano da ulna e o epicôndilo medial do úmero.

Funções e Uso Comum

Pode ser usado para tratar dores no cotovelo e no braço ou rigidez.

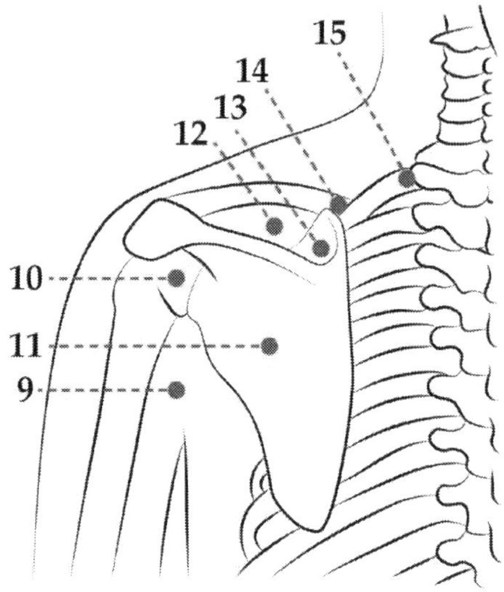

Intestino Delgado

Intestino Delgado 9

Posterior e inferior à articulação do ombro, localizado 1 cun acima da extremidade posterior da prega axilar.

Funções e Uso Comum

Trata dor e rigidez no ombro e no braço.

Intestino Delgado 10

Diretamente acima do Intestino Delgado 9, na depressão inferior à espinha da escápula.

Funções e Uso Comum

Trata dor e rigidez no ombro.

Intestino Delgado 11

Na depressão na escápula que está a um terço do ponto médio da borda inferior da espinha da escápula, no ângulo inferior da escápula.

Funções e Uso Comum

Trata dor no ombro, lactação insuficiente, dor na escápula e restaura a circulação saudável no tórax.

Intestino Delgado 12

Diretamente acima do Intestino Delgado 11, no centro da fossa supraescapular, que é o leve recuo na escápula.

Funções e Uso Comum

Trata a dor no ombro e na escápula, pescoço rígido e dor no braço.

Intestino Delgado 13

Localizado na metade do caminho entre o Intestino Delgado 10 e a segunda vértebra torácica, na fossa supraescapular.

Funções e Uso Comum

Trata dores no ombro e na escápula.

Intestino Delgado 14

Localizado 3 cun ao lado da borda inferior do processo espinhoso da primeira vértebra torácica.

Funções e Uso Comum

Trata dores no ombro e na escápula.

Intestino Delgado 15

Localizado 2 cun ao lado da borda inferior do processo espinhoso da sétima vértebra cervical.

Funções e Uso Comum

Trata dor no ombro. Regula os pulmões e transforma o muco para tratar asma e tosse.

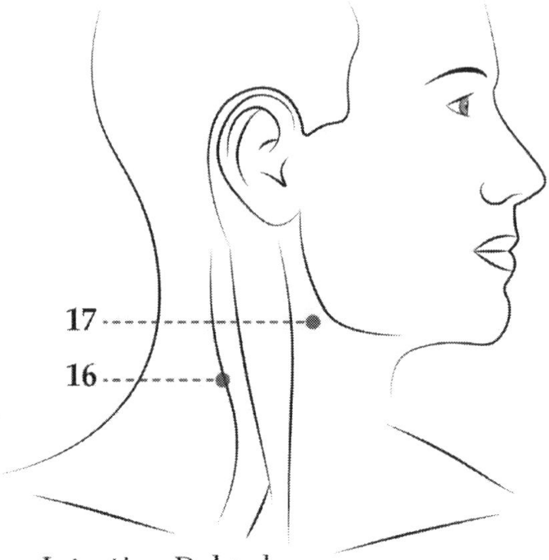

Intestino Delgado

Intestino Delgado 16
Na lateral do pescoço, na borda posterior do músculo esternocleidomastóideo, na altura da laringe.

Funções e Uso Comum
Trata os ouvidos e perda de voz súbita. Não é muito utilizado devido à sua localização.

Intestino Delgado 17
Localizado entre o ângulo da mandíbula e a borda anterior do músculo esternocleidomastóideo.

Funções e Uso Comum
Beneficia o pescoço e a garganta. Pode ser usado para umedecer a garganta e aliviar a dificuldade para engolir.

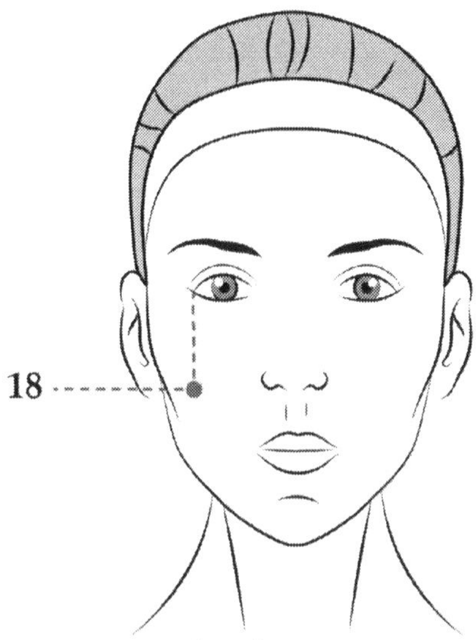

Intestino Delgado

Intestino Delgado 18

Localizado diretamente abaixo da borda externa do olho, na depressão na borda inferior do osso da bochecha.

Funções e Uso Comum

Trata paralisia facial, neuralgia do trigêmeo, desvio do olho e da boca, contração das pálpebras, inchaço da bochecha e dor de dente na mandíbula superior. Desvio da boca ou desvio do olho é quando eles estão tortos devido a rigidez muscular ou a espasmos, que podem ser causados por um derrame ou pela paralisia de Bell.

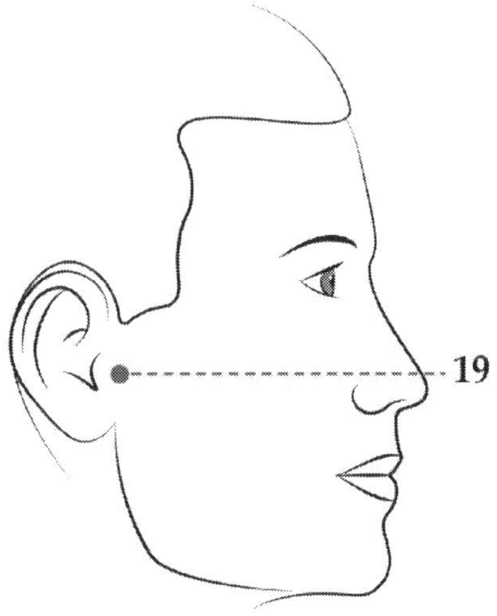

Intestino Delgado

Intestino Delgado 19
Localizado na frente do trago da orelha e atrás do processo condiloide da mandíbula. A depressão é mais óbvia quando a boca está aberta.

Funções e Uso Comum

- Surdez
- Secreção no ouvido
- Inflamação no ouvido
- Dor de cabeça devido a problemas no ouvido
- Zumbido
- Trata os ouvidos
- Vertigem devido a problemas no ouvido

Como você pode ver na imagem, o Intestino Delgado 19 se localiza na frente da orelha. Ele promove intensamente a melhoria da circulação no ouvido, de modo que os distúrbios auditivos podem ser resolvidos. Qualquer distúrbio causado pelo bloqueio auricular se beneficiará com a melhora da circulação no ouvido.

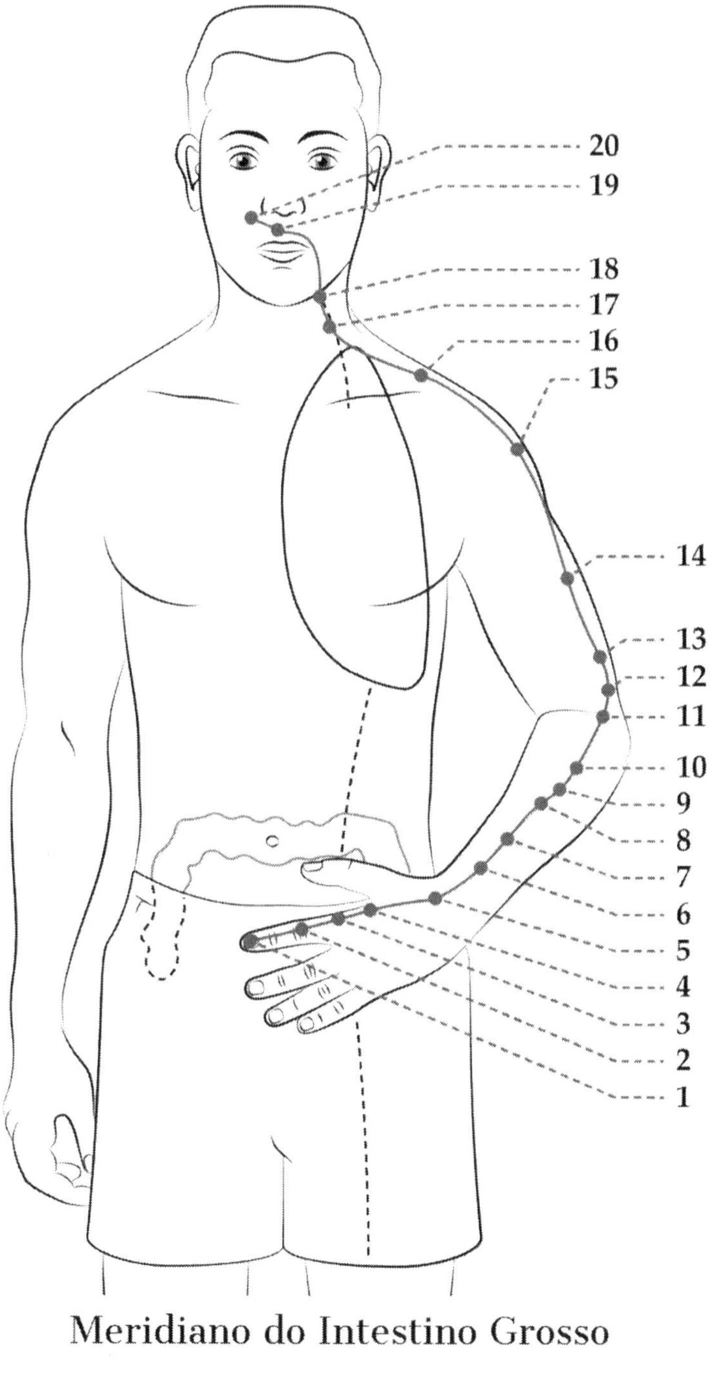

Meridiano do Intestino Grosso

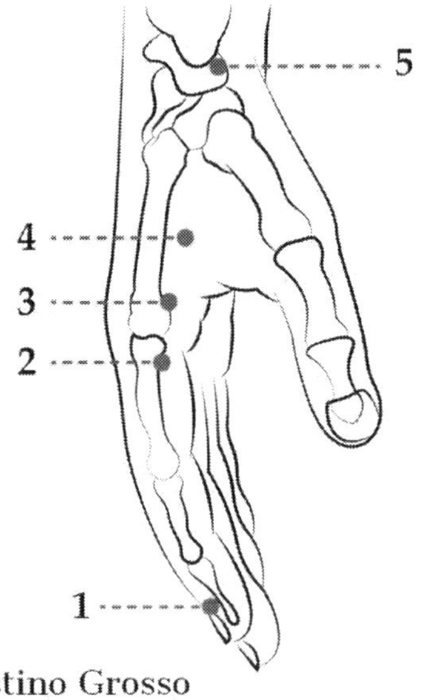

Intestino Grosso

Intestino Grosso 1
No lado radial do dedo indicador, cerca de 0,1 cun posterior ao canto da unha.

Funções e Uso Comum
Reanima a consciência e alivia dor de garganta, pois a umedece. Pode ser usado para tratar dor de dente, dor de garganta e amigdalite.

Intestino Grosso 2
No lado radial do dedo indicador, distal à articulação metacarpofalângica, na junção da pele vermelha e da branca. A pele vermelha e branca se localiza logo abaixo do osso. O ponto se localiza com o dedo ligeiramente dobrado.

Funções e Uso Comum
Trata resfriado e gripe, paralisia facial, neuralgia do trigêmeo, dor de cabeça, desvio do olho e da boca, dor de dente e dor de garganta.

Intestino Grosso 3

No lado radial do dedo indicador. Faça um punho folgado: o ponto está na depressão proximal à cabeça do segundo osso metacarpais.

Funções e Uso Comum

Trata resfriado e gripe, nevralgia do trigêmeo, dor de dente, amigdalite e dor de garganta. Trata rigidez súbita e dor no pescoço. Uma fonte indica que ele é muito eficaz para a maioria dos tipos de dor de cabeça. Eu combinaria o Intestino Grosso 3 e o 4 para tratar dores de cabeça com acupressão.

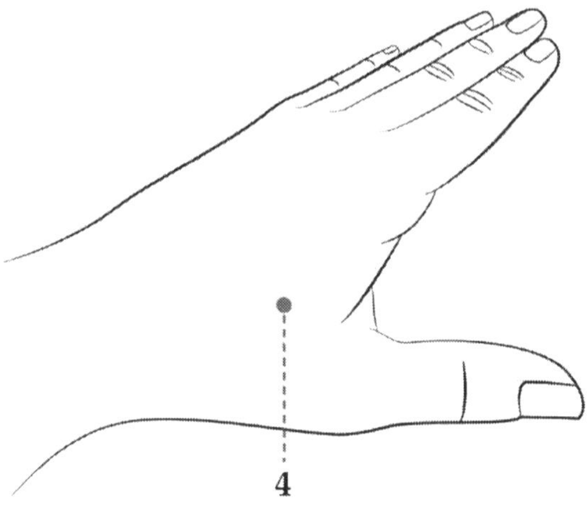

Intestino Grosso

Intestino Grosso 4

Entre o primeiro e o segundo ossos metacarpais, no meio do segundo osso metacarpal, no lado radial.

Funções e Uso Comum

- Alergias
- Dor no braço
- Resfriado e gripe
- Constipação
- Surdez

- Infecção no ouvido
- Dor na mão
- Dores de cabeça
- Urticária
- Induz o parto (não deve ser usado durante a gravidez)
- Sangramento do nariz
- Regula a transpiração
- Regula a face – pode tratar todos os distúrbios faciais
- Regula o sistema imunológico
- Regula os pulmões
- Congestão sinusal
- Dor de garganta
- Dor de dente, mandíbula inferior
- Trata os olhos, o nariz, a boca e os ouvidos

Este é um dos pontos mais usados no corpo. É usado para tratar qualquer problema na cabeça. Costuma ser combinado com Fígado 3 para relaxar profundamente o corpo, equilibrar a circulação de energia e aliviar dor em qualquer parte do corpo. Este tratamento é chamado de "Quatro Portões".

O Intestino Grosso 4 é indispensável para tratar alergias, resfriados e gripes. Combine-o com Intestino Grosso 11, Estômago 36 e Estômago 40. Trate a cada duas horas. Ele reforça o sistema imunológico para que seu corpo possa eliminar os vírus. Trata as alergias regulando e fortalecendo o sistema imunológico para que seu corpo pare de reagir excessivamente. Esta é a primeira opção para acupressão no tratamento de dores de cabeça. A acupressão é muito eficaz neste ponto.

Intestino Grosso 5

No lado do pulso onde fica o polegar. Entre os tendões dos músculos extensor longo do polegar e extensor curto do polegar. Localize-o com o polegar inclinado para cima.

Funções e Uso Comum
Trata resfriados e gripes, urticária, dor de dente, dor de garganta e dor no pulso e acalma a mente.

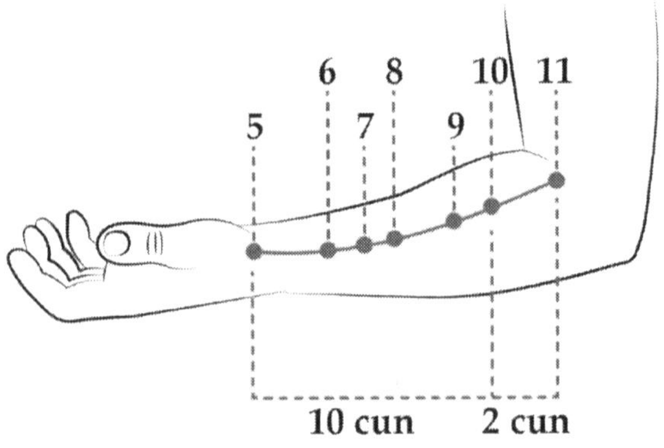

Intestino Grosso

Intestino Grosso 6
Localizado 3 cun do Intestino Grosso 5, na linha que conecta o Intestino Grosso 5 e o Intestino Grosso 11.

Funções e Uso Comum
Dissipa o calor ou inflamação. Pode ser usado para tratar zumbido, paralisia facial e amigdalite.

Intestino Grosso 7
Localizado 5 cun acima do Intestino Grosso 5, na linha que une o Intestino Grosso 5 e o Intestino Grosso 11.

Funções e Uso Comum
Regula o intestino grosso. Trata dor e distensão abdominal, arrotos, dores de cabeça e dor de garganta.

Intestino Grosso 8

Localizado 8 cun acima do Intestino Grosso 5, na linha que une o Intestino Grosso 5 e o Intestino Grosso 11.

Funções e Uso Comum

Regula o intestino delgado. Pode ser usado para tratar dor abdominal, dor de cabeça e dor no cotovelo.

Intestino Grosso 9

Localizado 3 cun abaixo do Intestino Grosso 11, na linha que une o Intestino Grosso 5 e o Intestino Grosso 11.

Funções e Uso Comum

Regula o intestino grosso. Pode ser usado para tratar dores nos ombros e nos cotovelos.

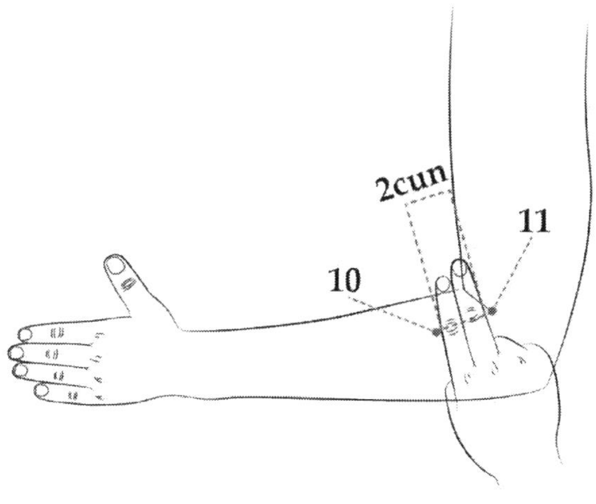

Intestino Grosso

Intestino Grosso 10

Localizado a 2 cun do Intestino Grosso 11, na linha que une o Intestino Grosso 5 e o Intestino Grosso 11.

Funções e Uso Comum

- Atrofia do braço
- Dor no braço
- Hemiplegia
- Indigestão
- Regula os intestinos
- Regula o estômago
- Dor no ombro
- Dor de dente
- Trata a paralisia do braço após um derrame, pois estimula intensamente a circulação no meridiano do Intestino Grosso

O Intestino Grosso 10 costuma ser usado para melhorar a circulação no braço. Pode ser combinado com outros pontos no meridiano, como Intestino Grosso 4, Intestino Grosso 11 e Intestino Grosso 15, para restaurar o fluxo de sangue saudável no braço. A combinação de pontos em um meridiano é uma forma comum de restaurar a circulação. Usar apenas um ponto muitas vezes não é suficiente para tratar o problema. A forte estimulação deste ponto pode enviar um calor perceptível para as mãos se elas estiverem frias ou se a circulação estiver prejudicada.

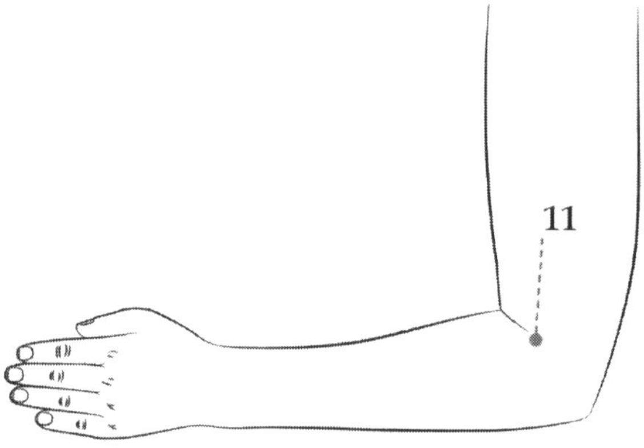

Intestino Grosso

Intestino Grosso 11
Localizado a meio caminho entre a dobra do cotovelo e o cotovelo. Localize-o com o braço flexionado, como mostra a imagem.

Funções e Uso Comum

- Alergias
- Atrofia do braço após um derrame (combinar com Intestino Grosso 4, Intestino Grosso 10 e Intestino Grosso 15)
- Dormência do braço
- Dor no braço
- Resfriado e gripe
- Constipação – regula e umedece o intestino grosso
- Eczema
- Dor no cotovelo
- Redução da febre
- Insolação
- Herpes-zóster
- Hipertensão arterial
- Urticária
- Coceira
- Dor no meridiano do Intestino Grosso
- Psoríase
- Erupções cutâneas
- Regula os pulmões
- Dor no ombro
- Rigidez no ombro
- Doenças de pele de todos os tipos
- Dor de garganta
- Fortalece o sistema imunológico

Observações Clínicas
Você pode ver pelo tamanho desta lista que o Intestino Grosso 11 é um ponto importante. Ele dissipa o calor que se deve a muitas

causas; portanto, trata os distúrbios de pele causados pelo calor, o que significa distúrbios de pele inflamatórios. Ele é combinado com Intestino Grosso 4, Estômago 36 e Estômago 40 para resolver gripes e resfriados. É combinado com Intestino Grosso 4 para tratar alergias. É combinado com Intestino Grosso 4, Baço 6 e Fígado 3 para tratar alergias alimentares. Esta combinação de pontos ajuda a equilibrar o sistema imunológico para que ele pare de reagir excessivamente às substâncias.

Uma vez eu tive uma paciente que estava muito doente, mas ela se recusou a consultar um médico. Estava vermelha e muito quente e estava mostrando sinais de delírio. Eu suspeitei que ela estivesse desidratada e incapaz de ser racional. Usei o Intestino Grosso 11 para reduzir rapidamente a febre e pedi para o marido dela chamar uma ambulância.

Este ponto é muito eficaz quando é tratado com acupressão. Recomendo usar o polegar para pressionar com profundidade suficiente. Você estará basicamente pressionando no fim da dobra do cotovelo.

O Intestino Grosso 11 é o melhor ponto para constipação. Pode ser combinado com o Estômago 36 para regular os intestinos. Você pode pressionar nos dois cotovelos simultaneamente ou alternar fazendo 5 minutos em cada um. Também uso este ponto para tratar pacientes que tenham sido submetidos a cirurgia abdominal. O Intestino Grosso 11 regula os intestinos, o que restabelece sua função normal após a cirurgia. A cirurgia interrompe a função intestinal normal porque os nervos são cortados.

O Intestino Grosso 11 costuma ser usado em combinação com outros pontos do braço, como Intestino Grosso 4, Intestino Grosso 10 e Intestino Grosso 15, para restaurar a função do braço após um derrame, ou após o braço ter sido quebrado ou machucado.

Este ponto pode ser usado para tratar problemas intestinais em bebês. Alivia rapidamente a constipação e a irregularidade da função intestinal. Os bebês respondem rapidamente à acupressão.

Intestino Grosso 12
Localizado 1 cun acima do Intestino Grosso 11.

Funções e Uso Comum
Pode ser usado para tratar dor no braço e no cotovelo.

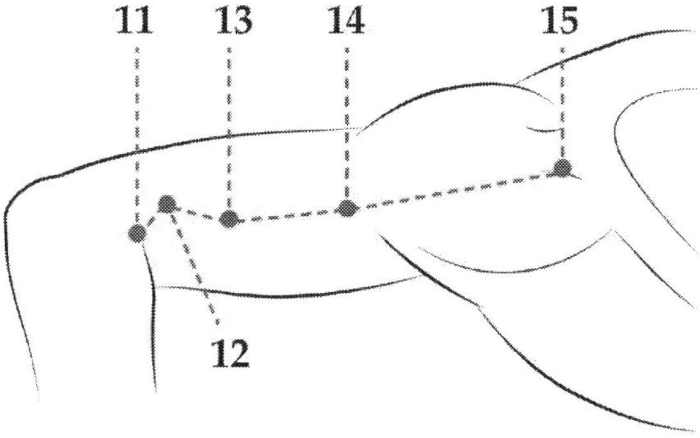

Intestino Grosso

Intestino Grosso 13
Localizado 3 cun acima do Intestino Grosso 11.

Funções e Uso Comum
Pode ser usado para dor no braço e cotovelo.

Intestino Grosso 14
Localizado 7 cun acima do Intestino Grosso 11.

Funções e Uso Comum
Pode ser usado para tratar dores nos ombros e braços, bem como distúrbios oculares como conjuntivite.

Intestino Grosso 15
Localizado na frente e abaixo da articulação clavicular do acrômio, que é onde o osso da clavícula se conecta com o ombro, na origem do músculo deltoide.

Funções e Uso Comum
Comumente usado para tratar dores no ombro. Pode ser usado em combinação com Intestino Grosso 4 e Intestino Grosso 11 para tratar dor ou atrofia no braço. A combinação de Intestino Grosso 4, 11 e 15 ativa o meridiano do Intestino Grosso no braço, o que é muito eficaz para restaurar sua função normal. Também pode ser usado para recuperação de AVC.

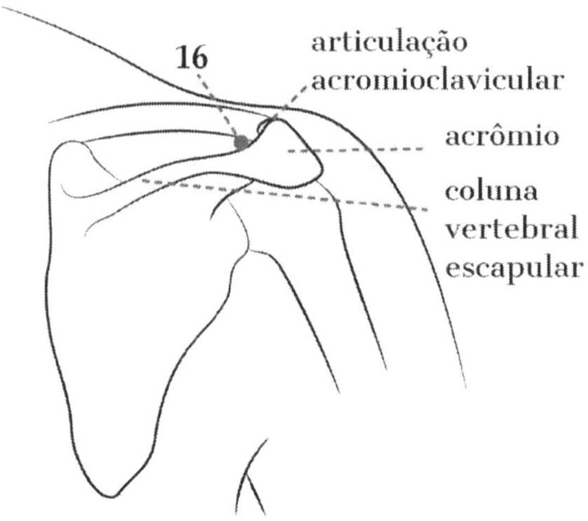

Intestino Grosso

Intestino Grosso 16
Localizado na parte traseira do ombro, na depressão entre a extremidade acromial da clavícula e a coluna escapular. A escápula também era chamada de “omoplata”.

Funções e Uso Comum
Pode ser usado para dor no ombro.

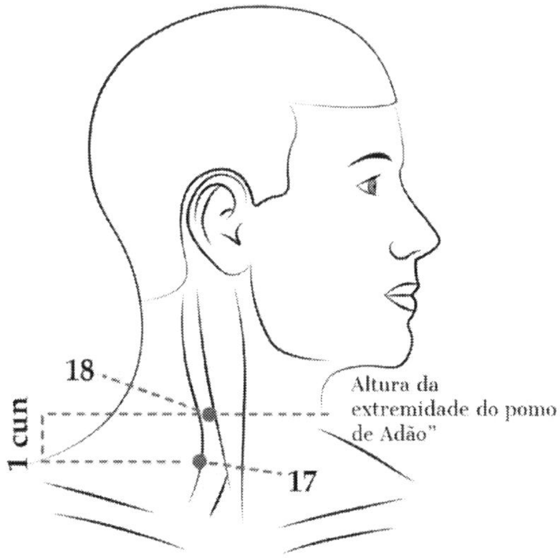

Intestino Grosso

Intestino Grosso 17
Na face lateral do pescoço, 1 cun abaixo do Intestino Grosso 18, na borda posterior do músculo esternocleidomastóideo.

Funções e Uso Comum
Trata a voz e a garganta, embora raramente seja usado devido à sua localização.

Intestino Grosso 18
Na face lateral do pescoço, na altura da extremidade do pomo de Adão, entre a cabeça esternal e a cabeça clavicular do músculo esternocleidomastóideo.

Funções e Uso Comum
Trata a voz e a garganta, embora raramente seja usado devido à sua localização.

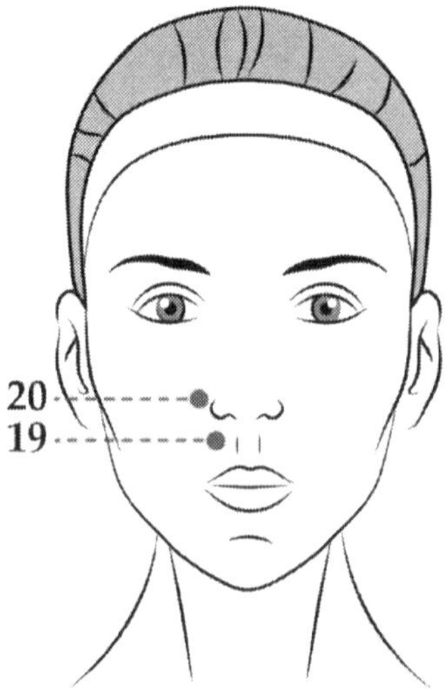

Intestino Grosso

Intestino Grosso 19
Localizado abaixo da narina, 0,5 cun ao lado da linha mediana.

Funções e Uso Comum
Abre os seios nasais para tratar congestão sinusal e a incapacidade de sentir cheiros. Também é indicado para tratar desvio da boca e a paralisia de Bell.

Intestino Grosso 20
Localizado no sulco nasolabial, na altura do ponto médio da borda lateral da narina.

Funções e Uso Comum
- Perda do olfato
- Desvio da boca, que é quando a boca fica torta devido à paralisia de Bell ou a outras condições neurológicas
- Pólipos nasais
- Sangramentos do nariz
- Abre os seios nasais

- Dores de cabeça na sinusite
- Nevralgia do trigêmeo

O Intestino Grosso 20 abrirá os seios nasais para aliviar a pressão sinusal e as dores de cabeça. Trata a perda do olfato ao abrir os seios nasais e restaurar a circulação normal. O desvio da boca e a neuralgia do trigêmeo são tratados pelo efeito que este ponto tem nos nervos locais. Como em toda a acupuntura, a função neural saudável e a circulação são restauradas, o que tratará inúmeros problemas na área afetada.

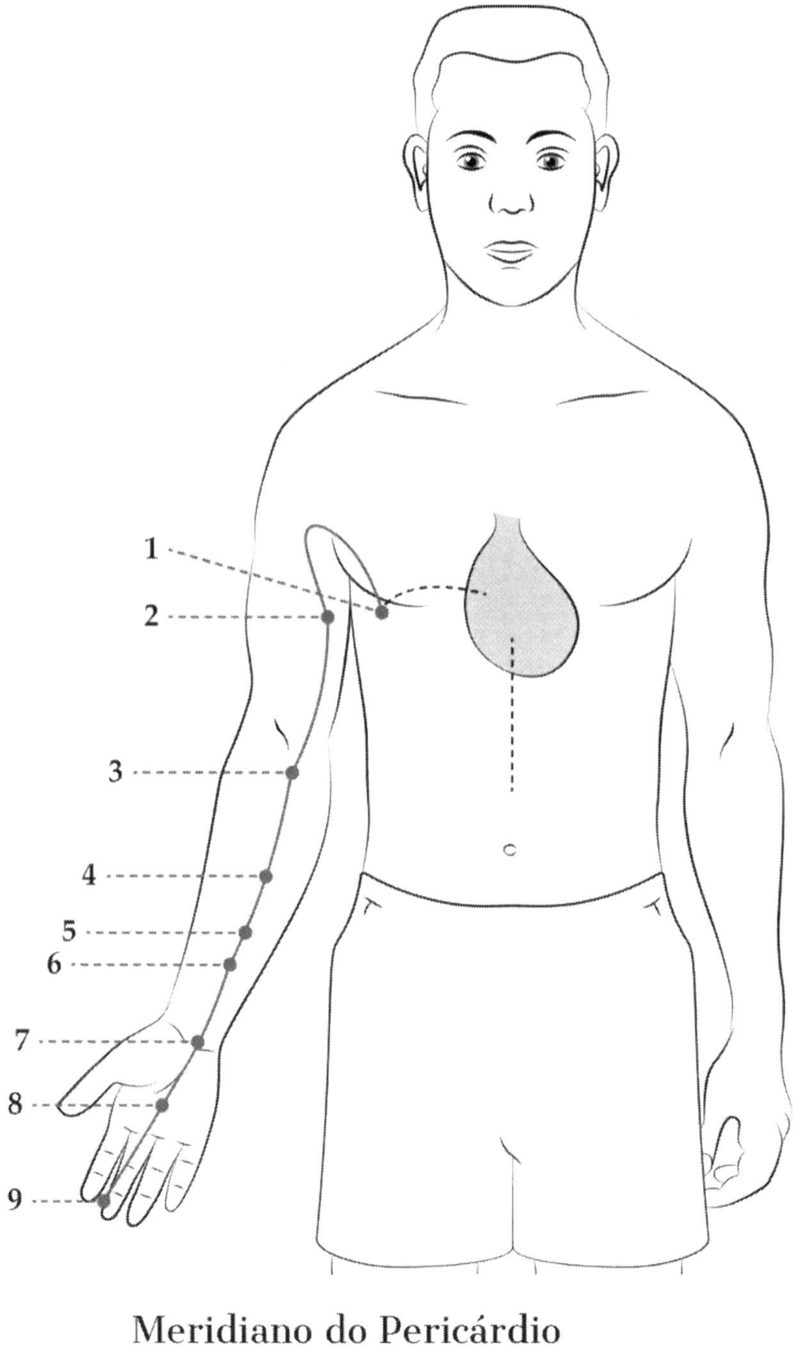

Meridiano do Pericárdio

Pericárdio 1
No quarto espaço intercostal, 1 cun ao lado do mamilo.

Funções e Uso Comum
Restaura a circulação saudável no tórax, beneficia as mamas.

Pericárdio 2
Localizado 2 cun abaixo da altura da prega axilar anterior, que é a área debaixo do braço, entre as duas cabeças dos músculos bíceps.

Funções e Uso Comum
Restaura a circulação sadia no tórax e alivia dor no tórax.

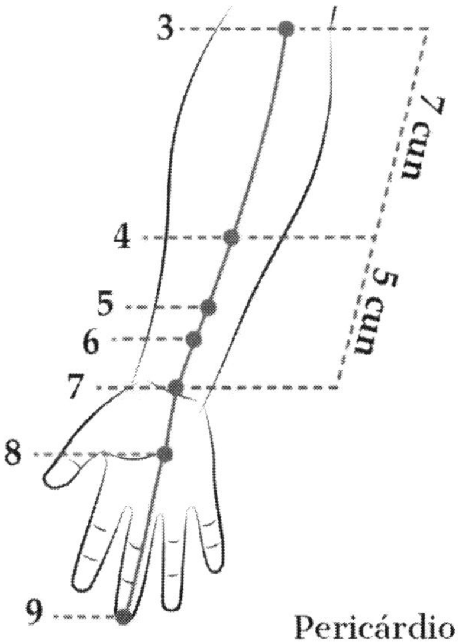

Pericárdio 3
Na prega do cotovelo, no lado ulnar do tendão do bíceps (o lado ulnar é o lado do dedo mínimo do braço). Localizá-lo com o cotovelo ligeiramente dobrado.

Funções e Uso Comum
Regula o coração, restaura a circulação no tórax. Resfria o calor no sangue, o que trata urticária e febre.

Pericárdio 4
Localizado 5 cun acima da dobra do pulso, na linha que liga o Pericárdio 3 e o 7, entre os tendões.

Funções e Uso Comum
Regula o coração, acalma o espírito e resfria o calor no sangue, o que pode fazer a pessoa tossir sangue.

Pericárdio 5
Localizado 3 cun acima da prega do punho, entre os tendões.

Funções e Uso Comum
Regula e fortalece o coração, drena o fogo do coração, acalma o espírito, transforma o catarro no coração. Nos clássicos, este ponto é indicado para comportamento maníaco, histeria e alucinações. Estes problemas mentais são sempre tratados pela causa básica. O desequilíbrio no coração causa os problemas mentais. Tratar o coração pode aliviar os problemas emocionais.

O Pericárdio 5 também é indicado para baba causada por derrame. A acupuntura é muito eficaz para ajudar em todos os aspectos da recuperação do derrame. O paciente deve receber acupuntura o mais rápido possível após um derrame. A função completa pode ser restaurada rapidamente.

A acupuntura pode restaurar a função neural antes que os músculos comecem a ficar flácidos. Uma vez que os músculos tenham ficado flácidos, a recuperação levará mais tempo, mas ainda haveria muitos benefícios. Se os músculos não forem usados, eles ficam fracos, e a recuperação requer exercício. O exercício é uma parte importante da recuperação após um derrame.

Uma vez eu tratei uma pessoa que teve um derrame cerca de 18 anos antes de se tratar com acupuntura. Conseguimos aquecer sua perna, que tinha permanecido fria desde o derrame. Isso o ajudou a andar com mais conforto. Ele estava feliz em ver a melhora. Eu sugeriria que os pacientes que sofreram um derrame façam acupuntura diariamente o mais cedo possível após o acidente vascular cerebral. Sugeriria até duas vezes ao dia durante uma semana.

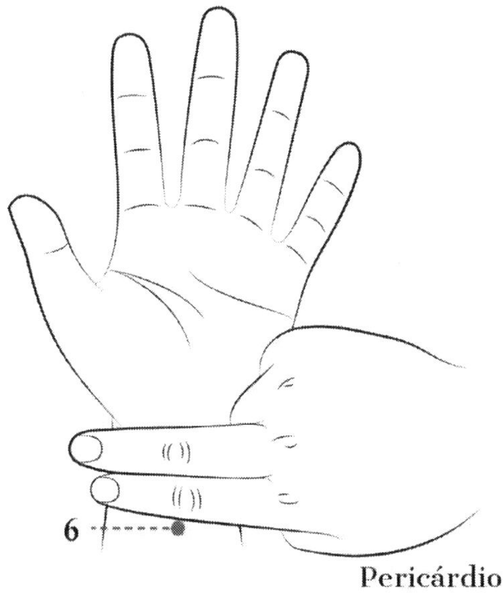

Pericárdio 6
Localizado 2 cun acima da prega do pulso, entre os tendões no meio do antebraço.

Funções e Uso Comum

- Ansiedade (acalma a mente)
- Acalma o estômago
- Acelera e regula a lactação
- Fogo do coração, que causa distúrbios emocionais
- Taquicardia (quando você sente o coração batendo)
- Distúrbios do ritmo cardíaco (considere usar também o Coração 5)
- Soluços (relaxa o diafragma)
- Melhora a circulação torácica para tratar a dificuldade para respirar

- Incapacidade de falar ou perda de memória após um derrame
- Insônia
- Náuseas durante a gravidez, incluindo enjoos matinais
- Palpitações (quando você sente o coração batendo)
- Regula o coração
- Regula o estômago para tratar náuseas e vômitos
- Alivia a dor no coração, angina
- Restaura a circulação saudável no tórax
- Fortalece o coração
- Muito calmante emocionalmente, muitas vezes combinado com o Coração 7 para tratar ansiedade

Este ponto regula o estômago, assim como o coração e todo o tórax. É usado para tratar ansiedade, insônia, distúrbios emocionais, dores no peito, palpitações e plenitude do tórax.

Observações Clínicas
Este ponto é um dos pontos mais importantes do corpo. A acupressão é muito eficaz neste ponto. Existem munhequeiras para mulheres grávidas usarem para os enjoos matinais que aplicam uma pressão suave neste ponto durante todo o dia que alivia as náuseas. Eu recomendaria a alternância de punhos para isso. Os pontos não responderão tanto se forem estimulados continuamente. Você pode colocar a munhequeira em um braço durante o dia ou conforme necessário e depois mudar para o outro braço no dia seguinte. A acupuntura é muito eficaz para tratar as causas dos enjoos matinais.

Ponto de Insônia
A acupuntura feita com uma esfera magnética é muito eficaz para tratar insônia. Basta colocar a esfera magnética no ponto cerca de uma hora antes de dormir e tirá-la pela manhã. Isso ajudará você a dormir e a ficar dormindo a noite toda.

O Pericárdio 6 é famoso por tratar náuseas devido a qualquer causa, pois ele regula o estômago. Ele abre o tórax e alivia as dores no peito. Não deixe de procurar atendimento qualificado para qualquer dor no peito. A dor no tórax pode ser causada por muitas coisas, incluindo ataques cardíacos, hérnia hiatal, refluxo ácido e outros problemas digestivos.

Às vezes é difícil diagnosticar a causa da dor torácica, pois ela tem muitas causas possíveis. Este ponto alivia a dor torácica porque ele regula todo o tórax. Em acupressão, nem sempre é necessário conhecer a causa. Você pode simplesmente usar os pontos e permitir que seu corpo se regule ele próprio.

Se você estiver fazendo uma viagem de barco, você pode colocar uma esfera magnética no Pericárdio 6 para evitar enjoo.

Observe que este ponto está localizado 2 cun acima da prega do pulso. Isso são dois dedos. Se você vir uma imagem de três dedos sendo usados para medi-lo, deve ser usado o último nó nos três dedos, não a maior parte dos dedos. Há muitas imagens on-line que estão incorretas. Pode ser complicado medir. É preciso usar os dedos do paciente para medir. O pulso e a mão devem ser segurados na mesma altura, caso contrário o ponto será localizado em um lugar diferente.

A maneira mais fácil de localizar o Pericárdio 6 é simplesmente usar dois dedos nos nós dos dedos maiores. Se você dobrar a mão para trás no pulso, a localização do ponto ficará um pouco fora. Se você medir o ponto corretamente, marque-o com uma caneta e depois incline sua mão para trás: você verá que ele está em um local diferente.

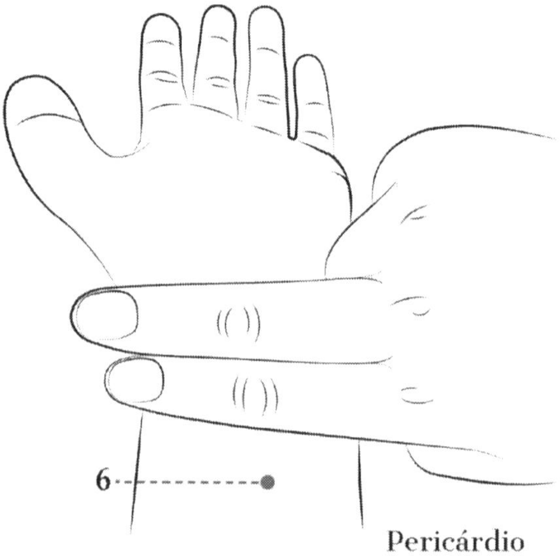

Localização errada!

Observe como o ponto está longe demais da dobra do pulso. A razão pela qual mandei fazer esta imagem é que este é o erro mais comum que os pacientes cometem quando eu lhes mostro como encontrar o ponto. Se você mantiver sua mão na mesma altura que seu braço e não a dobrar para trás no pulso, você localizará o ponto com facilidade.

Pericárdio 7
No meio da dobra do pulso, entre os tendões.

Funções e Uso Comum
Regula o coração, trata as insônias e regula o estômago.

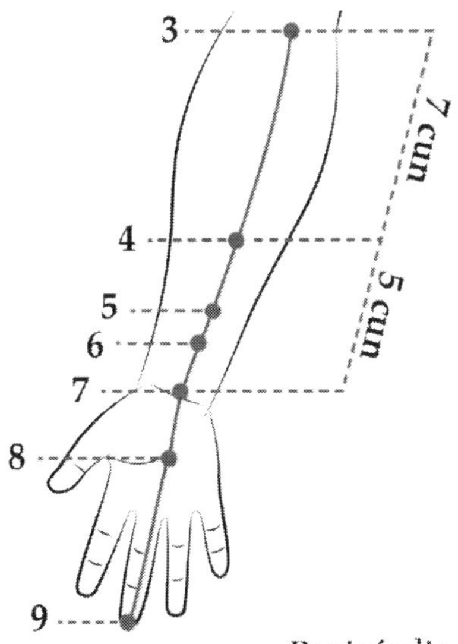

Pericárdio

Pericárdio 8
Na palma da mão, entre o segundo e o terceiro metacarpos (ossos da mão). Localize-o com o punho fechado: o ponto está abaixo da ponta do dedo médio.

Funções e Uso Comum
Regula o coração, drena o fogo do coração, reanima a consciência e limpa o cérebro.

Pericárdio 9
No centro da ponta do dedo médio.

Funções e Uso Comum
Reanima a consciência. Algumas fontes dizem que ele é eficaz para recuperar a capacidade de falar após um derrame.

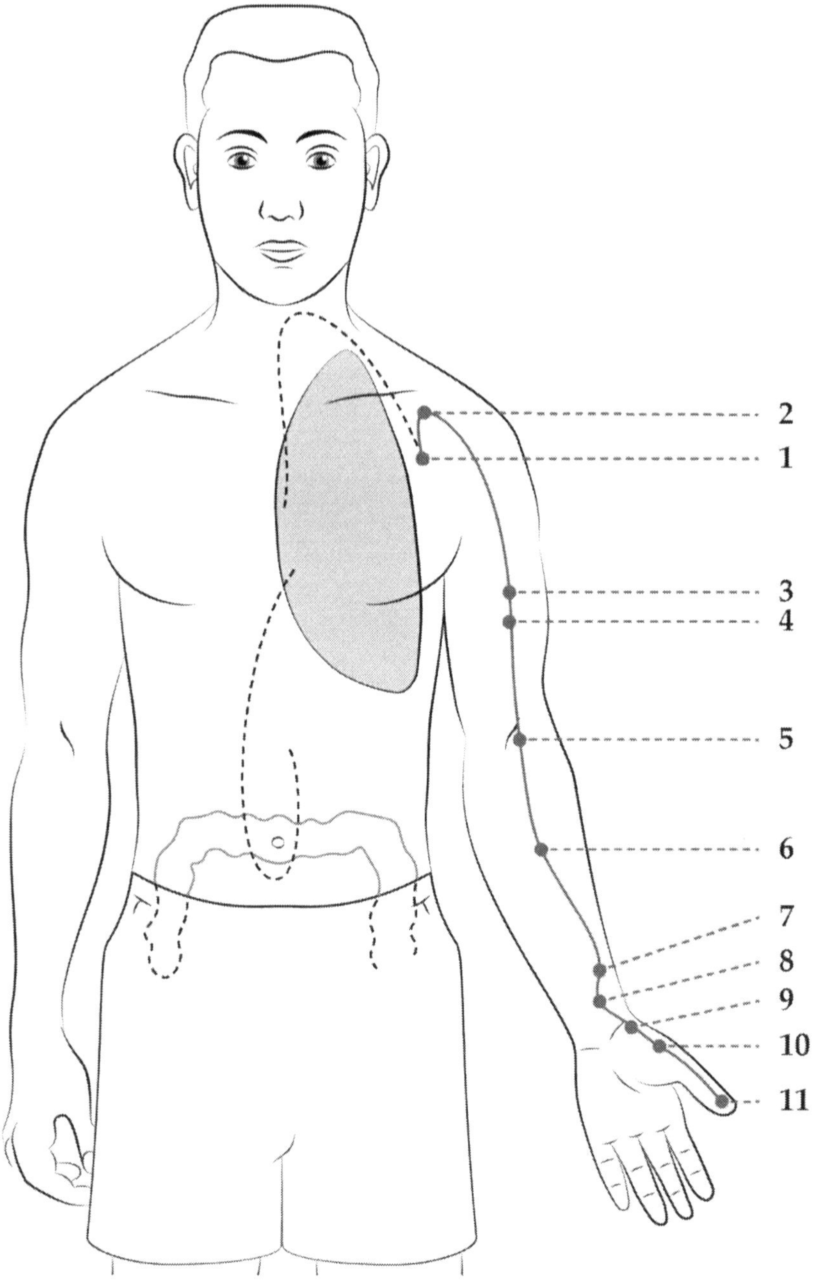

Meridiano do Pulmão

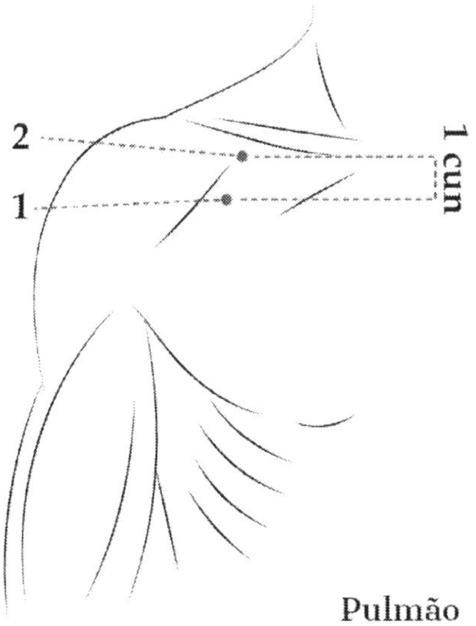

Pulmão

Pulmão 1
Localizado em posição ântero-lateral ao esterno, na face lateral do primeiro espaço intercostal, 6 cun ao lado da linha mediana.

Funções e Uso Comum
O Pulmão 1 regula e fortalece os pulmões, alivia a tosse, o chiado e a dificuldade para respirar. Não sugiro que se faça nenhuma acupressão no peito ou abdome, a menos que seja feita por um acupunturista certificado. Os pontos Pulmão 5, 7, e 9 são mais usados na prática clínica para tratar problemas pulmonares.

Pulmão 2
Na depressão abaixo da extremidade acromial da clavícula, 6 cun ao lado do meridiano do Vaso Concepção.

Funções e Uso Comum
Não se costuma utilizar este ponto com agulhas. Regula os pulmões.

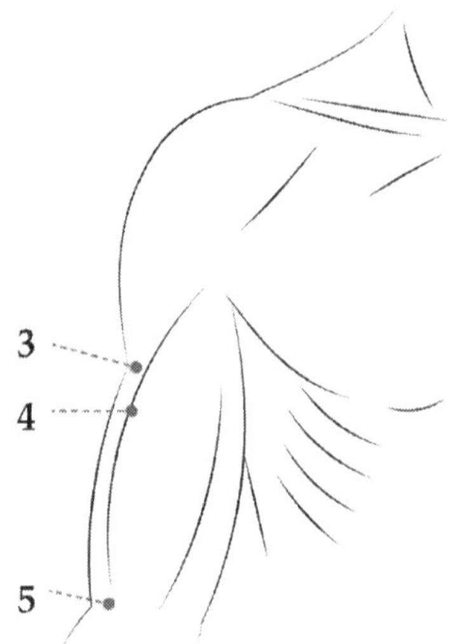

Pulmão

Pulmão 3
No lado medial do antebraço, 3 cun abaixo da extremidade da prega axilar, no lado radial do bíceps.

Funções e Uso Comum
Regula os pulmões.

Pulmão 4
No lado medial do antebraço, 1 cun abaixo do Pulmão 3, no lado do polegar do bíceps.

Funções e Uso Comum
Regula os pulmões.

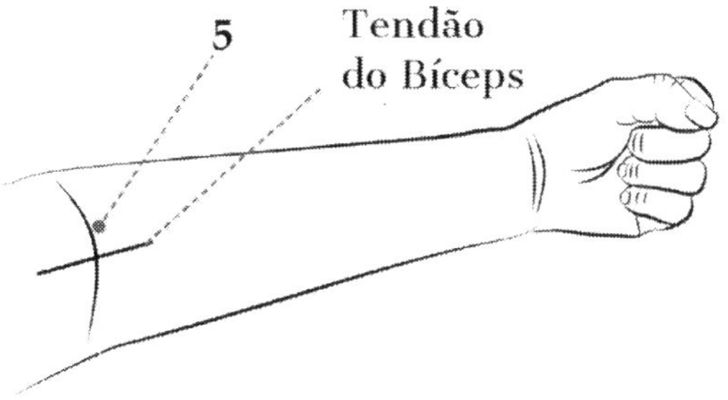

Pulmão

Pulmão 5
Na prega do cotovelo, no lado do polegar do tendão do bíceps. Localize o ponto com o cotovelo flexionado. Quando se faz um punho, o tendão se torna mais proeminente.

Funções e Uso Comum

- Bronquite
- Dissipa o calor do pulmão
- Resfriados e gripes
- Tosse
- Condições de inflamação do pulmão
- Regula a função do pulmão
- Falta de ar
- Chiado

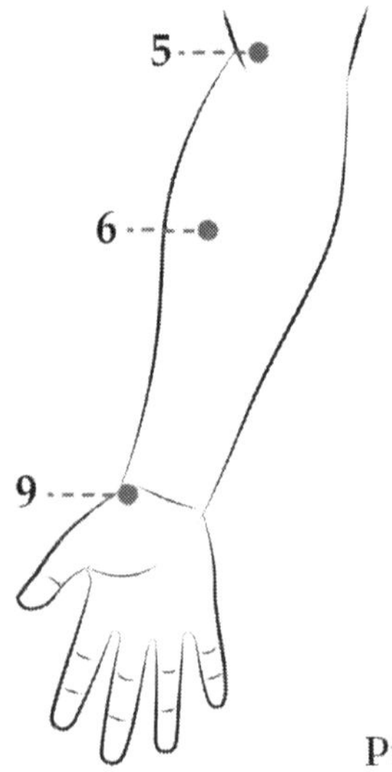

Pulmão

O Pulmão 5 é usado para tratar inflamação nos pulmões. O alívio da inflamação ajudará a aliviar a causa da produção excessiva de muco.

Pulmão 6
No lado da palma da mão do antebraço, na linha que une o Pulmão 9 e o Pulmão 5. Localizado 7 cun acima da prega do pulso e 5 cun abaixo da prega do cotovelo.

Funções e Uso Comum
Regula os pulmões e limpa a inflamação nos pulmões. Pode ser usado para tratar asma, tosse, tosse com sangue e soluço.

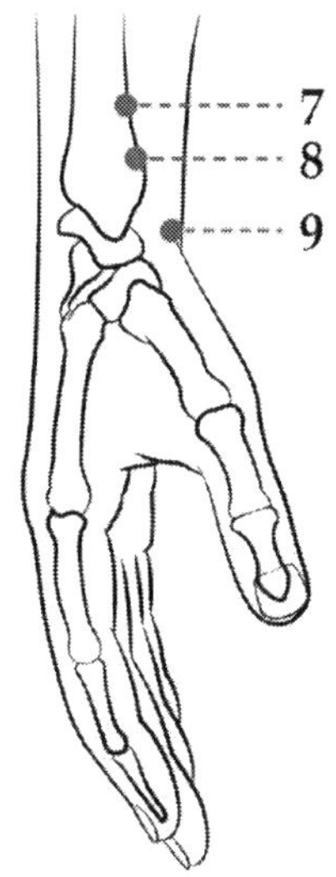

Pulmão

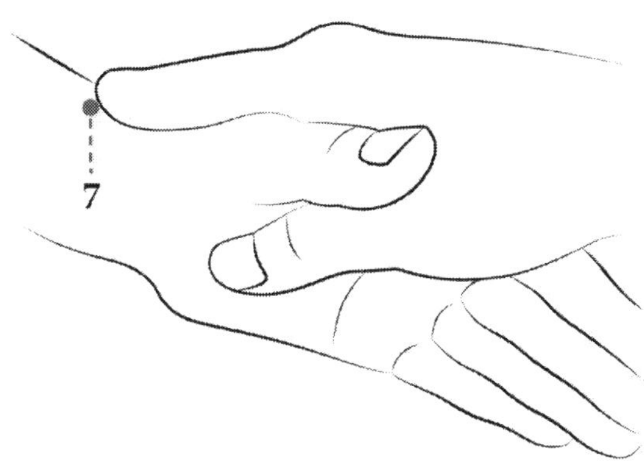

Pulmão

Pulmão 7
Acima do processo estiloide do rádio, 1,5 cun acima da prega do pulso. Localizado na depressão entre os dois tendões acima do punho. Para localizá-lo, coloque as mãos uma sobre a outra, como mostra a imagem.

Funções e Uso Comum

- Bronquite
- Muco ou catarro nos pulmões ou seios nasais
- Regula e fortalece os pulmões
- Muito eficaz para a tosse causada por qualquer problema pulmonar, incluindo resfriados e gripes, alergias ou asma
- Chiado

O Pulmão 7 é um ponto importante que trata tosse, chiado e bronquite com tosse. A acupuntura e a acupressão podem acelerar a recuperação de resfriados e gripe estimulando o sistema imunológico e resolvendo a produção de muco. É comum parar de tossir minutos após a acupuntura no Pulmão 7. Para resfriados e gripes, trate Intestino Grosso 4 e 11 e Estômago 36 e 40. Eu recomendaria o tratamento pelo menos a cada duas horas. A acupressão é eficaz neste ponto.

Pulmão 8
Localizado 1 cun acima da dobra do pulso, na depressão da face lateral da artéria radial.

Funções e Uso Comum
Regula os pulmões para tratar a tosse e o chiado.

Pulmão 9
No lado do polegar na dobra do pulso, na depressão na face lateral da artéria radial.

Funções e Uso Comum

Este ponto fortalece os pulmões e trata o muco nos pulmões. Regula a função pulmonar para tratar tosse, asma, chiado e dificuldade para respirar.

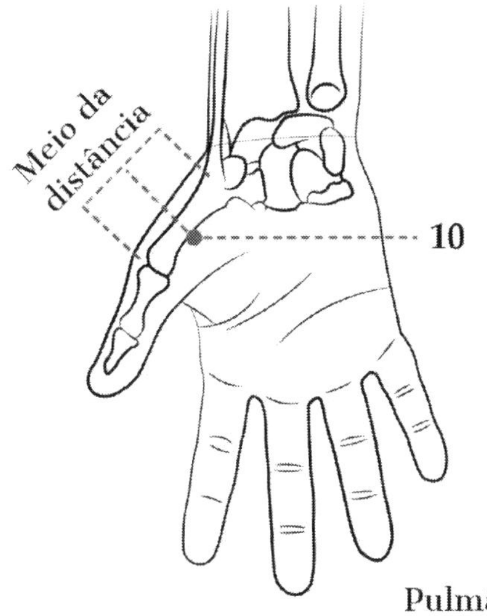

Pulmão

Pulmão 10

No lado radial (polegar) do primeiro osso metacarpo (mão), na junção da pele vermelha e da branca.

Funções e Uso Comum

Dissipa o calor nos pulmões, que é inflamação. Umedece a garganta seca para tratar dor de garganta, rouquidão e perda de voz.

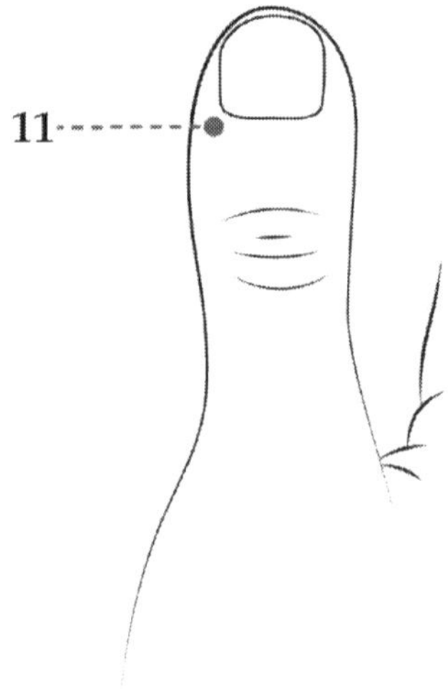

Pulmão

Pulmão 11
No lado radial do polegar, 0,1 cun posterior ao canto da unha.

Funções e Uso Comum
Drena o fogo do pulmão (inflamação intensa), trata o resfriado e a gripe e reanima a consciência.

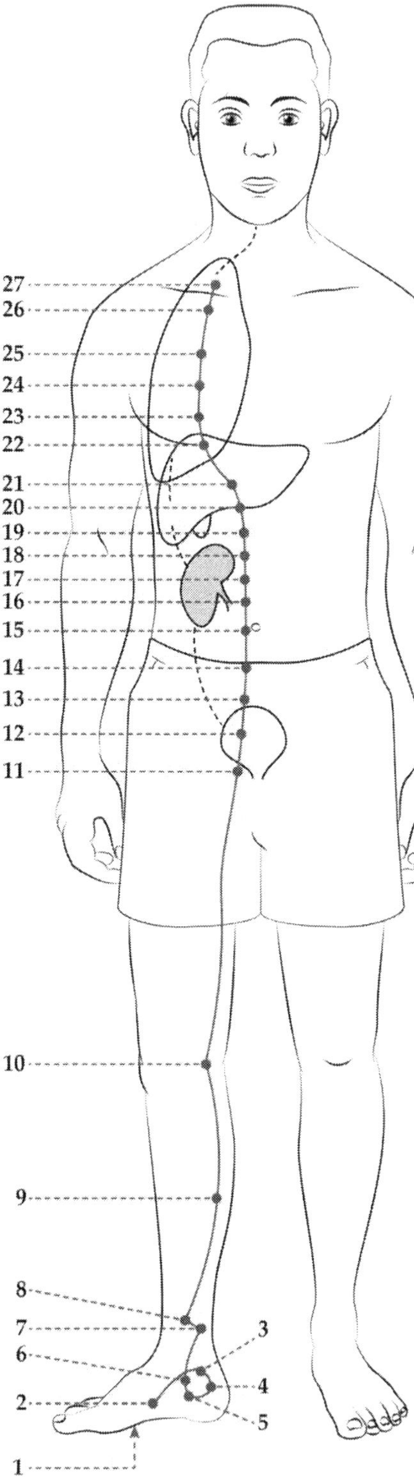

Meridiano do Rim

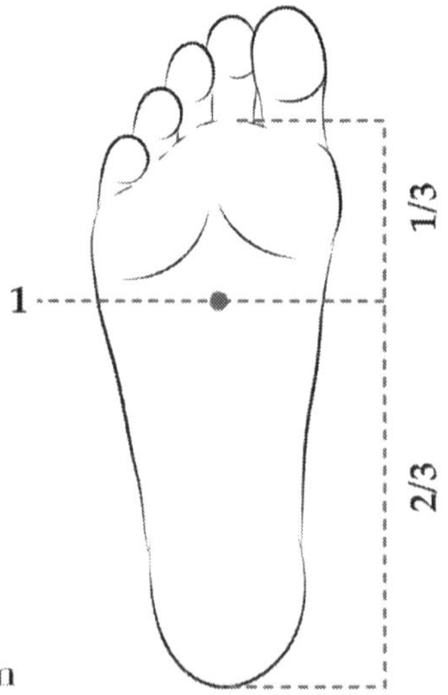

Rim

Rim 1
Localizado na planta do pé, na região côncava que se forma quando o pé está flexionado, no terço superior.

Funções e Uso Comum
Acalma o espírito e reanima a consciência. Trata ansiedade, insônia e dor de cabeça. Este ponto é usado para baixar a energia que está em excesso na cabeça. Puxa a energia para baixo, por isso é muito relaxante.

Rim 2
Localizado em frente ao maléolo medial e abaixo dele, na depressão abaixo da tuberosidade do osso navicular.

Funções e Uso Comum
Fortalece os rins, dissipa o calor e drena o fogo. O Rim 2 pode ser usado para tratar prolapso uterino e prurido genital.

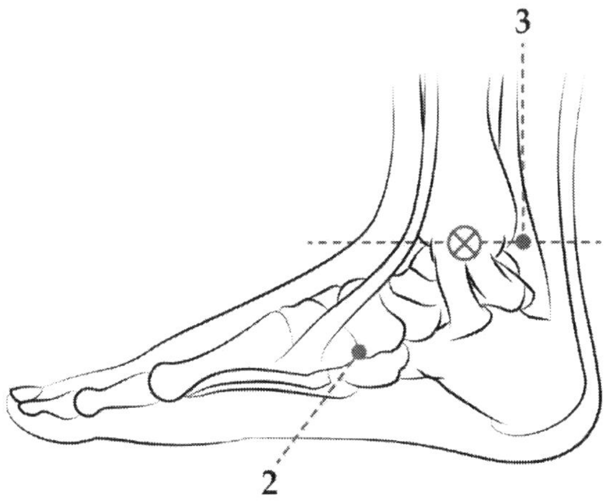

Rim

Rim 3
Na depressão entre o maléolo medial, que é o osso do tornozelo, e a parte de trás da perna. Ele fica a meio caminho entre a ponta do maléolo medial e a parte de trás da perna.

Funções e Uso Comum

- Asma
- Surdez
- Fadiga por deficiência do rim
- Micção frequente
- Dor no calcanhar
- Incontinência
- Insônia
- Problemas de memória
- Fortalece o Yang do rim, que está associado a problemas de micção
- Fortalece a região lombar e os joelhos, ajuda a aliviar dores nas costas e fraqueza nos joelhos
- Fortalece intensamente os rins
- Zumbido
- Micção urgente
- Chiado

O Rim 3 é o ponto mais importante no meridiano do Rim. É usado para tratar qualquer tipo de problema renal, incluindo micção frequente ou urgente, incontinência, acordar à noite para urinar, e ele acalma o feto. Pode ser usado para tratar distúrbios do ouvido, como surdez e zumbido, e para tratar pedras nos rins. Também pode tratar a insônia que seja causada por uma fraqueza do rim.

Observações Clínicas

Na medicina chinesa, os rins são a raiz da saúde. Se você conseguir manter seus rins fortes e saudáveis, viverá mais tempo e será mais saudável. Os rins também são uma das coisas mais importantes que afetam seu nível de energia. A fadiga pode ser causada pela debilidade dos rins. Eu gosto de combinar este ponto com o Rim 7 e o Rim 6 para obter um efeito mais forte.

Usei esta combinação de três pontos, Rim 3, 6 e 7, para tratar uma paciente que estava em diálise dos rins. Após poucas semanas de tratamento, ela não precisava mais da diálise. Estes pontos fortaleceram seus rins o suficiente para que eles pudessem funcionar por conta própria. Eu nunca afirmaria que posso curar doenças renais com estes pontos, mas, no caso dela, foi possível interromper a diálise renal depois de ela ter recebido esse tratamento vários anos.

A diálise dos rins filtra o sangue. Ela é necessária quando os rins estão muito fracos para filtrar suficientemente o sangue. Se você fortalecer os rins com acupuntura, há uma melhora na função dos rins. A acupressão seria útil para isso. A acupuntura é muito mais forte, mas você pode beneficiar os rins usando acupressão nos pontos Rim 3, 6 e 7.

Também usei o Rim 3, 6, e 7 em outra paciente que tinha problemas renais. Ela havia sido informada de que sua função renal estava diminuindo, provavelmente devido a uma reação a um antibiótico. Seu médico lhe disse que talvez ela tivesse que fazer diálise. Com acupuntura semanal, ela recuperou a saúde dos rins e não precisou fazer diálise.

Algo a considerar sobre os pontos renais é o efeito que eles têm nas emoções. Os rins estão associados ao impulso e à força de vontade. Se seus rins estiverem fracos, você sofrerá de fadiga e sua força de vontade para ir em frente diminuirá. Numa deficiência renal grave, as ervas chinesas são muito eficazes para restaurar rapidamente o aspecto emocional dos rins. Rins fracos também podem fazer com que você sinta frio em geral e também podem causar fogachos.

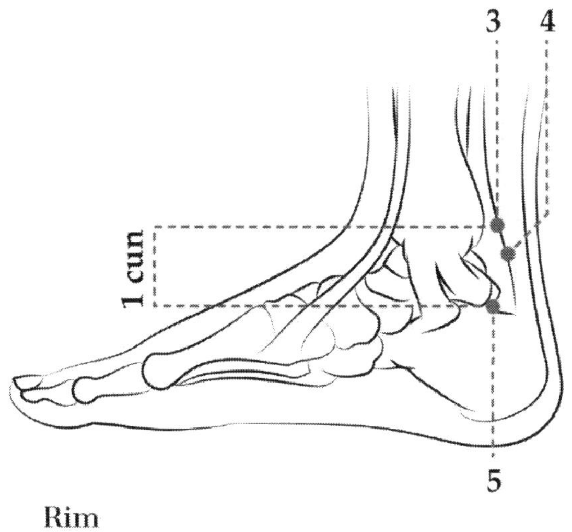

Rim

Rim 4
Localizado abaixo e atrás do maléolo medial, próximo ao tendão do calcâneo.

Funções e Uso Comum

- Asma
- Acalma a mente
- Cansaço crônico
- Constipação

- Demência, limpa o cérebro
- Boca seca
- Dor no calcanhar
- Fogachos
- Dor na região lombar
- Comportamento maníaco e outros desequilíbrios emocionais
- Micção dolorosa
- Palpitações
- Fortalece os rins
- Dificuldade para engolir
- Força de vontade, fortalece a vontade

O Rim 4 é muito calmante e também melhora problemas emocionais como força de vontade. Na medicina chinesa, você deve ter rins fortes para ter níveis saudáveis de energia, motivação e impulso necessários para levar a vida adiante. O Rim 4 acalma o espírito e limpa o cérebro. Pode ser usado para fadiga crônica, dor no calcanhar, tosse com sangue, dificuldade para respirar e dor lombar causada por deficiência dos rins. Na teoria da medicina chinesa, os rins estão envolvidos em alguns problemas respiratórios.

Rim 5
Localizado 1 cun abaixo do Rim 3.

Funções e Uso Comum
Fortalece os rins, regula a bexiga e a menstruação. Pode ser usado para menstruação irregular, menstruação dolorosa, prolapso uterino, micção dolorosa, visão turva e micção frequente.

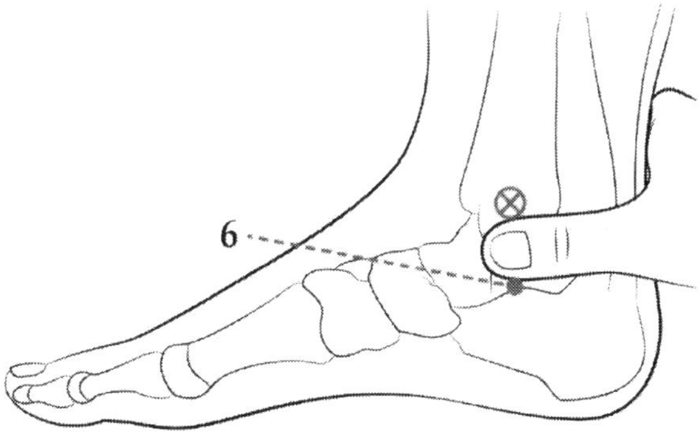

Rim

Rim 6
Na depressão da extremidade inferior do maléolo medial, 1 cun abaixo do maléolo medial, ou osso interno do tornozelo.

Funções e Uso Comum

- Asma
- Acalma a mente
- Constipação
- Gotejamento pós-miccional
- Edema
- Acelera o trabalho de parto (não usar durante a gravidez)
- Micção frequente
- Fogachos
- Insônia
- Menstruação irregular
- Umedece a garganta
- Dormir demais
- Dor de garganta
- Fortalece os rins
- Prolapso uterino

O Rim 6 pode ser usado para dor de garganta ou garganta seca. É um ponto importante para insônia, pois é muito calmante. Também trata de problemas urinários como micção frequente e incontinência.

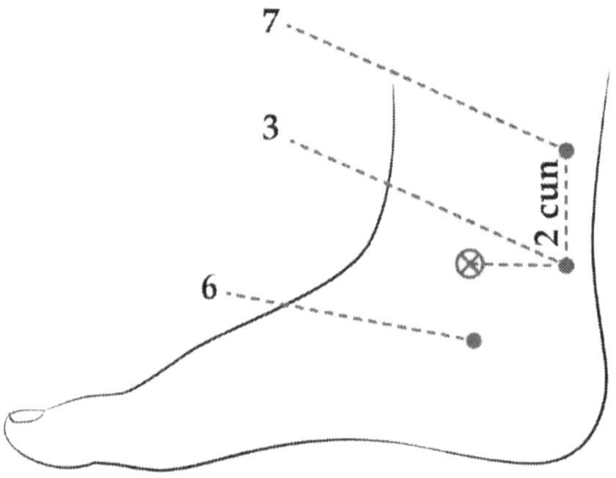

Rim

Rim 7
Localizado 2 cun acima do Rim 3.

Funções e Uso Comum

- Boca seca
- Edema, que é a retenção anormal de líquido que causa inchaço, muitas vezes nos tornozelos e nos pés
- Dor no pé
- Micção frequente devido à deficiência do rim
- Incontinência
- Dor na região lombar
- Nefrite
- Transpiração noturna
- Regula a transpiração
- Regula a bexiga
- Regula a micção
- Fortalece os rins

O Rim 7 é um ponto importante e pode ser usado para tratar todos os aspectos dos rins. É especialmente útil para tratar incontinência, embora as ervas chinesas também sejam muito importantes para isso. O edema é causado pelo fato de seu corpo não conseguir se livrar dos líquidos. Você pode se testar pressionando firmemente seu tornozelo por 30 segundos. Se ainda houver uma depressão depois que você tirar o dedo, é sinal de que você está retendo líquido. É muito importante tratar isso. É um sinal de que algo não está funcionando corretamente. A medicina chinesa pode tratar a causa básica deste problema.

O Rim 7 é usado especialmente para tratar problemas urinários, que incluem micção dolorosa e nefrite.

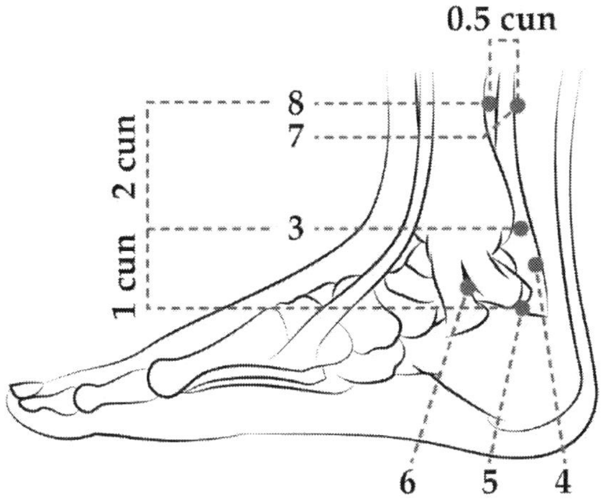

Rim

Rim 8
Localizado 0,5 cun na frente do Rim 7 e 2 cun acima do Rim 3.

Funções e Uso Comum
O Rim 8 fortalece os rins, regula a menstruação, para o sangramento uterino anormal e também trata prolapso uterino, dor e inchaço nos testículos.

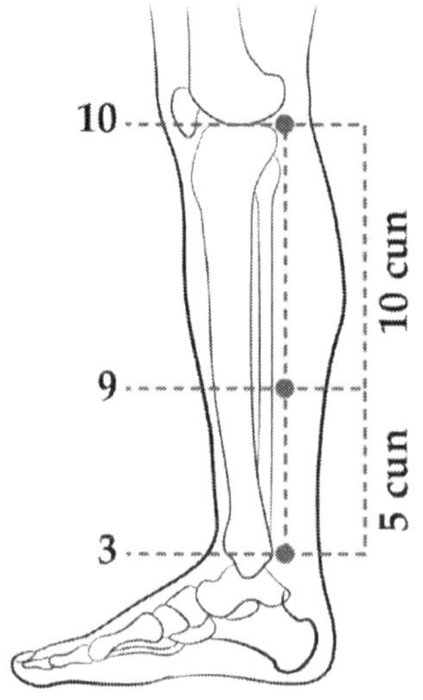

Rim

Rim 9
Localizado 5 cun diretamente acima do Rim 3, na extremidade inferior do músculo gastrocnêmio.

Funções e Uso Comum
Fortalece os rins e acalma o espírito. Pode ser usado para tratar distúrbios emocionais como depressão psíquica e comportamento maníaco, embora não seja comumente usado para isso. Também trata dores no arco interno do pé.

Rim 10
Flexione o joelho para localizá-lo. Este ponto fica no interior da perna, na extremidade da dobra do joelho.

Funções e Uso Comum
Fortalece os rins e dissipa o calor. Pode ser usado para tratar dores genitais, prurido genital e dores no joelho.

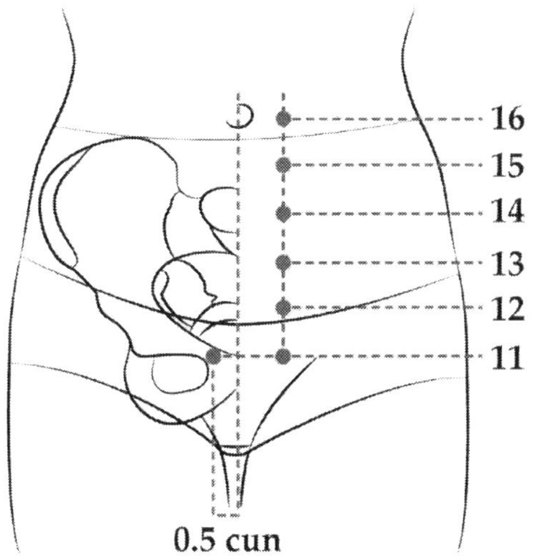

Rim

Rim 11
Localizado 5 cun abaixo do umbigo, na borda superior do osso púbico, 0,5 cun ao lado do Vaso Concepção 2.

Funções e Uso Comum
Ele não é muito usado devido à sua localização na área da virilha, mas poderia ser usado para tratar prolapso uterino e distúrbios urinários.

Rim 12
Localizado 4 cun abaixo do umbigo, 0,5 cun ao lado do Vaso Concepção 3.

Funções e Uso Comum
Ele não é muito usado devido à sua localização na área da virilha, mas poderia ser usado para problemas genitais.

Rim 13
Localizado 3 cun abaixo do umbigo, 0,5 cun ao lado do Vaso Concepção 4.

Funções e Uso Comum
Regula a parte inferior do abdome. Pode ser usado para tratar menstruação irregular e dificuldade para urinar.

Rim 14
Localizado 2 cun abaixo do umbigo, 0,5 cun ao lado do Vaso Concepção 5.

Funções e Uso Comum
Trata o abdome inferior, sangramento uterino, menstruação irregular, dor abdominal e distensão.

Rim 15
Localizado 1 cun abaixo do umbigo, 0,5 cun ao lado do Vaso Concepção 7.

Funções e Uso Comum
O Rim 15 pode ser usado para menstruação irregular e dores abdominais.

Rim 16
Localizado 0,5 cun na lateral do umbigo, na altura do Vaso Concepção 8, que fica na altura do umbigo.

Funções e Uso Comum
Regula os intestinos para tratar constipação e outros problemas digestivos.

Rim 17
Localizado 2 cun acima do umbigo, 0,5 cun ao lado da linha mediana.

Funções e Uso Comum
Este ponto pode ser usado para tratar dor abdominal.

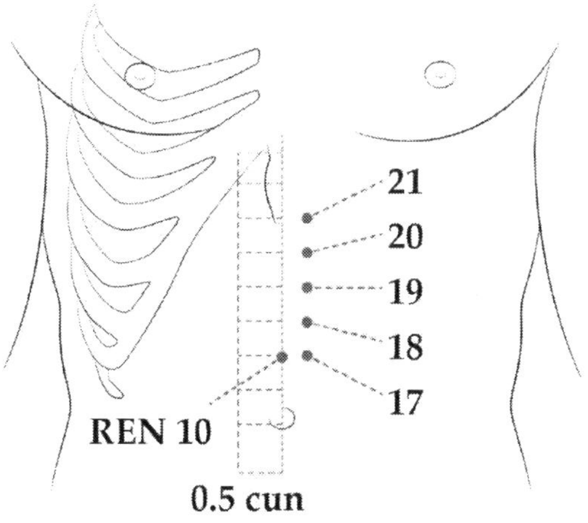

Rim

Rim 18
Localizado 3 cun acima do umbigo, 0,5 cun ao lado do Vaso Concepção 11.

Funções e Uso Comum
Pode ser usado para tratar dor abdominal pós-parto.

Rim 19
Localizado 4 cun acima do umbigo, 0,5 cun ao lado do meridiano do Vaso Concepção.

Funções e Uso Comum
Pode ser usado para dor abdominal ou problemas de estômago, como vômitos ou náusea.

Rim 20
Localizado 5 cun acima do umbigo, 0,5 cun ao lado da linha mediana frontal, ou do meridiano do Vaso Concepção.

Funções e Uso Comum
Regula o estômago. Pode ser usado para dores abdominais, vômitos ou indigestão.

Rim 21

Localizado 6 cun acima do umbigo e 0,5 cun ao lado do meridiano do Vaso Concepção.

Funções e Uso Comum

Regula o estômago e o fígado para tratar problemas como vômitos e dor abdominal.

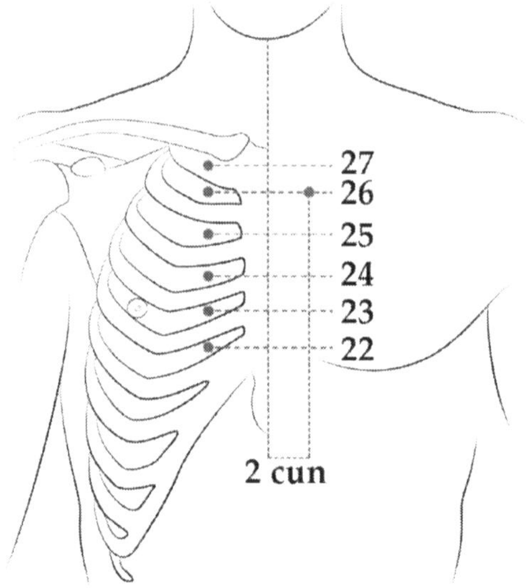

Rim

Rim 22

No quinto espaço intercostal, 2 cun ao lado do meridiano do Vaso Concepção.

Funções e Uso Comum

Melhora a circulação no tórax. Pode ser usado para tosse ou outros distúrbios no tórax. Não é muito usado devido à sua localização por cima dos pulmões.

Rim 23

No quarto espaço intercostal, 2 cun ao lado da linha mediana.

Funções e Uso Comum

Regula a circulação no tórax. Pode ser usado para mastite.

Rim 24

No terceira espaço intercostal, 2 cun ao lado do Vaso Concepção.

Funções e Uso Comum

Regula os pulmões e o estômago. Pode ser usado para tratar tosse e dores no peito. Não é muito usado devido à sua localização.

Rim 25

No segundo espaço intercostal, 2 cun ao lado do Vaso Concepção.

Funções e Uso Comum

Regula os pulmões e o estômago. Pode ser usado para tratar tosse e dores no peito. Não é muito usado devido à sua localização.

Rim 26

No primeiro espaço intercostal, 2 cun ao lado do meridiano do Vaso Concepção.

Funções e Uso Comum

Regula a circulação no tórax.

Rim 27

Na depressão na borda inferior da clavícula, 2 cun ao lado do meridiano do Vaso Concepção

Funções e Uso Comum

Regula a circulação no tórax. Alivia a tosse e o chiado, embora não seja muito usado. Outros pontos, como Pulmão 5, 7, ou 9, são mais usados para tratar problemas do pulmão.

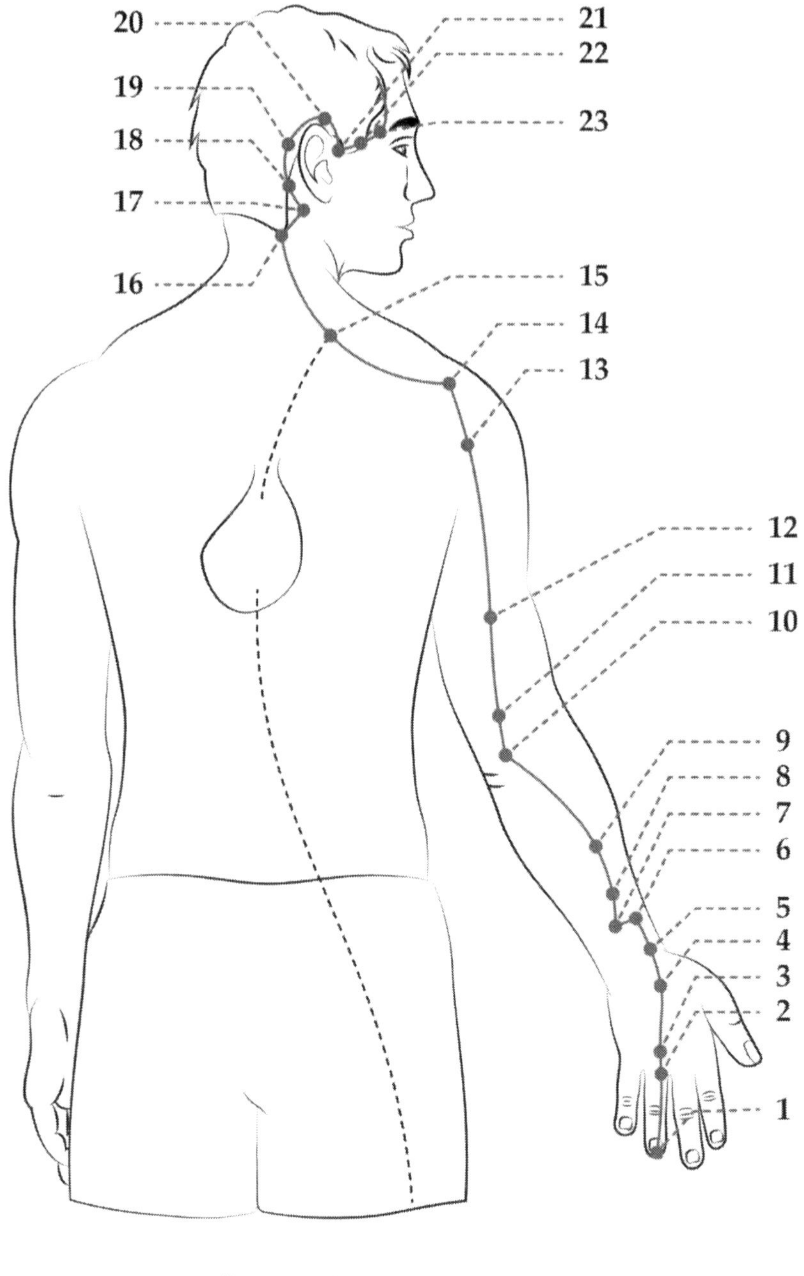

Meridiano do Triplo Aquecedor

O meridiano do Triplo Aquecedor também é chamado de meridiano San Jiao. O conceito de Triplo Aquecedor é a forma antiga de ver a produção de energia no corpo. Há três aquecedores: o superior, o médio e o inferior.

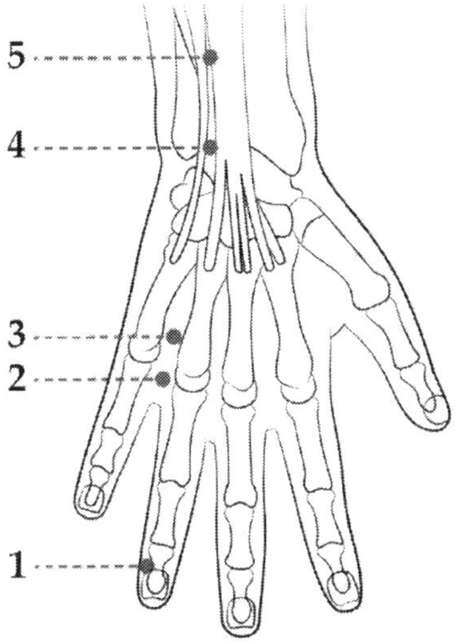

Triplo Aquecedor

Triplo Aquecedor 1
Localizado no topo do dedo anelar, no canto da unha, a 0,1 cun do canto.

Funções e Uso Comum
Beneficia os ouvidos e a língua, trata dor no meridiano do Triplo Aquecedor. Pode ser usado para zumbido, surdez, dor de ouvido e dor na raiz da língua.

Triplo Aquecedor 2
Entre os dedos anelar e os mínimos, a 0,5 cun da margem da membrana na mão.

Funções e Uso Comum
Beneficia os ouvidos, trata dor no meridiano do Triplo Aquecedor. Trata surdez, dor de ouvido, dor de cabeça, olhos secos e dor de garganta.

Triplo Aquecedor 3
No dorso da mão, na depressão entre o quarto e o quinto ossos da mão.

Funções e Uso Comum
Trata os ouvidos, a cabeça e os olhos. Trata dor no meridiano do Triplo Aquecedor. Pode ser usado para zumbido, obstruções nos ouvidos e dor de ouvido. É considerado um dos pontos distais mais importantes para tratar distúrbios nos ouvidos por qualquer causa.

Triplo Aquecedor 4
Na articulação do pulso, na depressão ao lado do tendão do extensor comum dos dedos.

Funções e Uso Comum
Relaxa os tendões. Trata dores nos braços, ombros e pulsos.

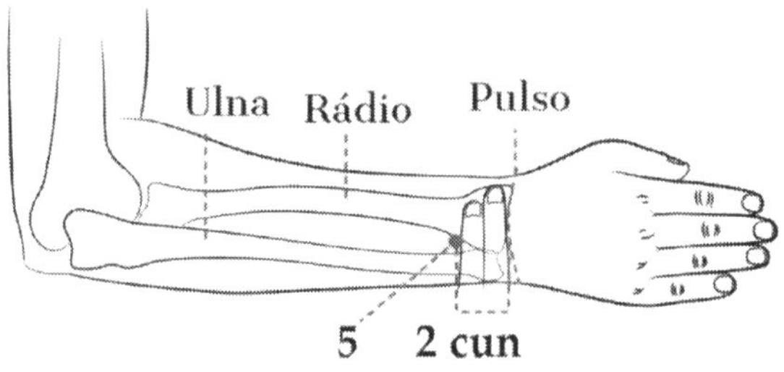

Triplo Aquecedor

Triplo Aquecedor 5
Localizado 2 cun acima do San Jiao 4, entre o rádio e a ulna.

Funções e Uso Comum
- Alergias
- Beneficia a cabeça e os ouvidos
- Resfriados e gripes
- Dor de ouvido
- Dores de cabeça
- Deficiência auditiva

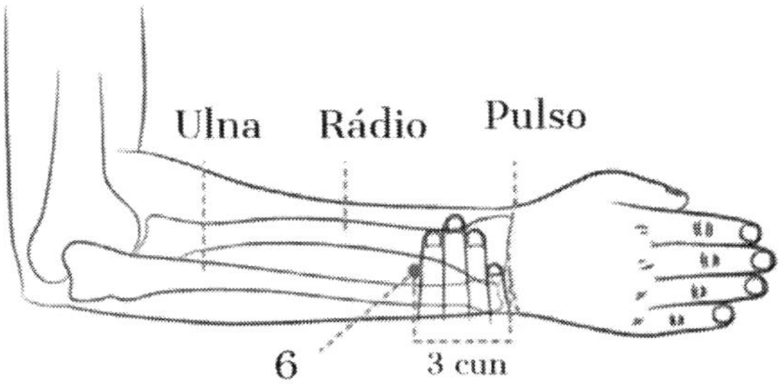

Triplo Aquecedor

Triplo Aquecedor 6
Localizado a 3 cun da prega do pulso, na depressão entre o rádio e a ulna.

Funções e Uso Comum
- Beneficia a voz
- Constipação
- Abre os intestinos
- Perda repentina de voz
- Dor de garganta
- Zumbido

O Triplo Aquecedor 6 trata estagnação e abre os intestinos. O Triplo Aquecedor 6 é usado para constipação grave em combinação com outros pontos, como Intestino Grosso 11 e Estômago 36. Os pontos escolhidos dependem da causa subjacente do problema.

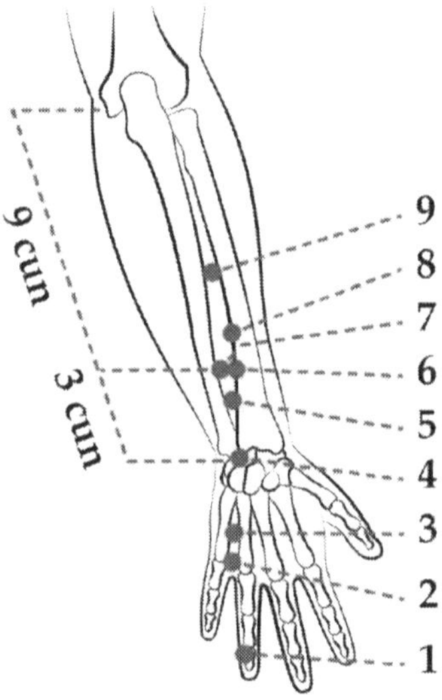

Triplo Aquecedor

Triplo Aquecedor 7
Localizado a 3 cun da prega do pulso, no lado ulnar na altura do Triplo Aquecedor 4.

Funções e Uso Comum
Beneficia os ouvidos. Trata surdez, zumbido e dor no braço.

Triplo Aquecedor 8
Localizado a 4 cun da prega do pulso.

Funções e Uso Comum

Limpa os meridianos e orifícios sensoriais para tratar surdez súbita e perda de voz. Trata dor nas mãos e nos braços.

Triplo Aquecedor 9

Localizado a 7 cun da prega do pulso, na depressão entre o raio e a ulna.

Funções e Uso Comum

Beneficia a garganta e os ouvidos. Utilizado para perda súbita de voz, surdez súbita, zumbido e dor de dente.

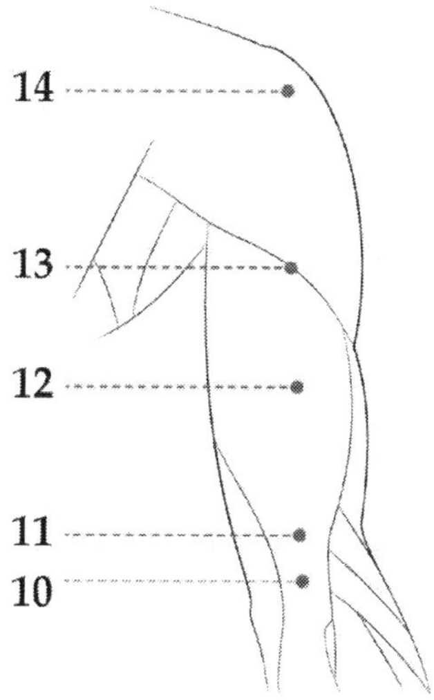

Triplo Aquecedor

Triplo Aquecedor 10

Localizado a 1 cun do cotovelo.

Funções e Uso Comum

Ativa o meridiano e alivia a dor. Trata atrofia e dormência do braço.

Triplo Aquecedor 11

Localizado a 1 cun do Triplo Aquecedor 10.

Funções e Uso Comum
Trata dor no cotovelo e no braço.

Triplo Aquecedor 12
Localizado a meio caminho entre o Triplo Aquecedor 10 e o 14.

Funções e Uso Comum
Trata a incapacidade de virar a cabeça e dor no ombro e no braço.

Triplo Aquecedor 13
Na borda posterior do músculo deltoide, localizado a dois terços da distância entre o Triplo Aquecedor 10 e o 14.

Funções e Uso Comum
Trata dor no ombro e no braço.

Triplo Aquecedor 14
Localizado no ombro, 1 cun abaixo do Intestino Grosso 15.

Funções e Uso Comum
Trata dor no ombro e no braço.

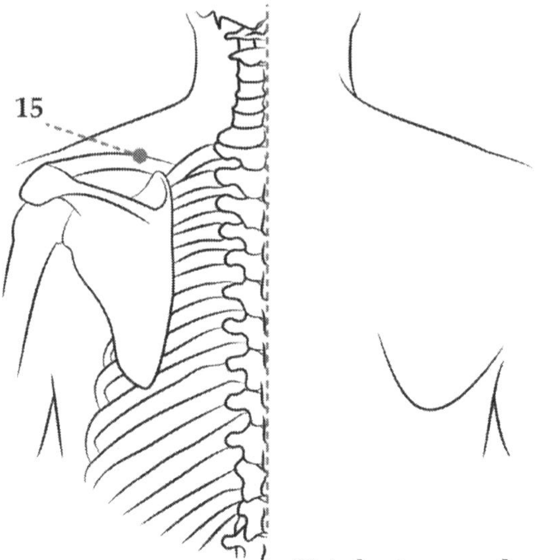

Triplo Aquecedor

Triplo Aquecedor 15
Na fossa supraescapular, na depressão a meio caminho entre o Vesícula Biliar 21 e o Intestino Delgado 13.

Funções e Uso Comum
Trata dores no ombro e no cotovelo.

Triplo Aquecedor 16
Na borda posterior do músculo esternocleidomastoideo.

Funções e Uso Comum
Beneficia a cabeça e o pescoço. Para surdez súbita, dor de cabeça e visão turva. (Este ponto fica no pescoço e não costuma ser usado.)

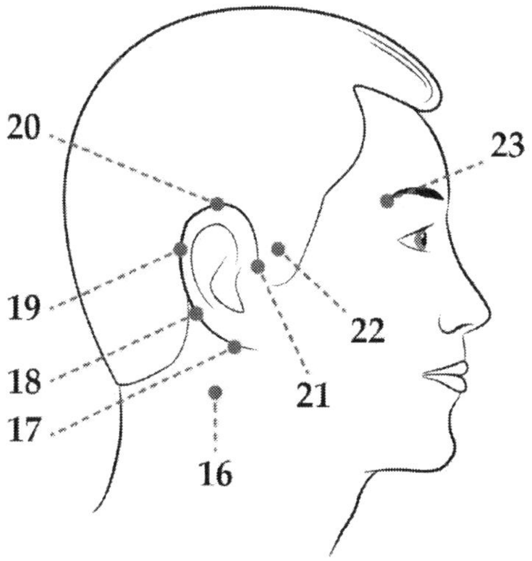

Triplo Aquecedor

Triplo Aquecedor 17
Localizado atrás do lóbulo da orelha, entre a mandíbula e o processo mastoide.

Funções e Uso Comum

Beneficia os ouvidos, dissipa o calor e alivia dor no meridiano. Trata surdez, coceira dentro do ouvido, vermelhidão, dor e inchaço do ouvido, dor de ouvido e zumbido. Trata trismo e escurecimento da visão.

Triplo Aquecedor 18

Localizado no centro do processo mastoide, na junção do terço médio com o terço inferior da curva formada pelo Triplo Aquecedor 17 e o 20.

Funções e Uso Comum

Beneficia os ouvidos. Usado para zumbido, surdez e dor de ouvido.

Triplo Aquecedor 19

Localizado atrás da orelha, na junção do terço superior com o terço médio da curva formada pelo Triplo Aquecedor 17 e pelo 20.

Funções e Uso Comum

Trata os ouvidos. Utilizado para zumbido, surdez e dor de ouvido.

Triplo Aquecedor 20

Localizado diretamente acima do ápice da orelha, que se encontra dobrando a orelha para frente.

Funções e Uso Comum

Beneficia os ouvidos e os dentes. Trata zumbido, surdez e dor de dente.

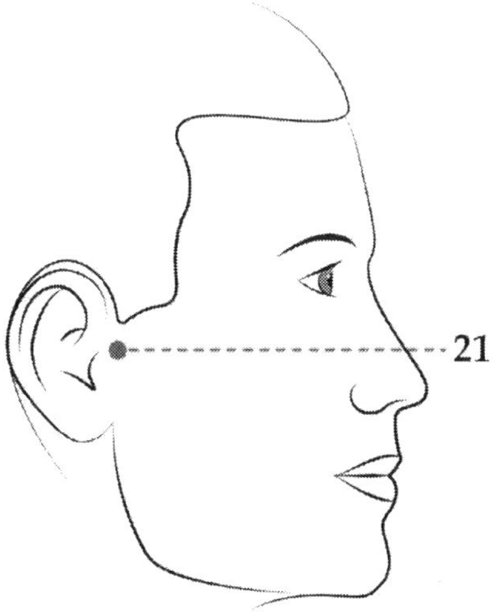

Triplo Aquecedor

Triplo Aquecedor 21
Na depressão em frente ao incisura supratragular e ligeiramente superior ao processo condilar da mandíbula. Sei que isso parece confuso, mas o Triplo Aquecedor 21 está na raiz da orelha, como mostra a imagem.

Funções e Uso Comum
Trata os ouvidos. Usado para zumbido, surdez e dor de ouvido. Abre e regula os ouvidos. Restabelece a circulação normal nos ouvidos, o que cura os distúrbios auditivos.

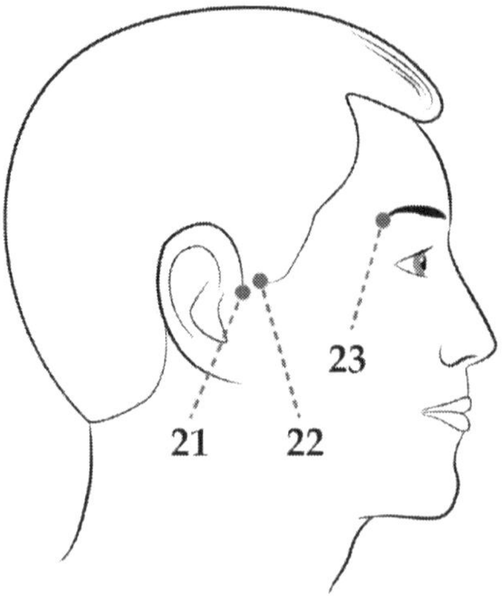

Triplo Aquecedor

Triplo Aquecedor 22
Localizado 0,5 cun em frente à borda superior da raiz da orelha.

Funções e Uso Comum
Trata dor de ouvido e zumbido.

Triplo Aquecedor 23
Na depressão na extremidade lateral da sobrancelha.

Funções e Uso Comum
Beneficia os olhos. Trata visão turva, vermelhidão ocular, dor ocular e paralisia facial.

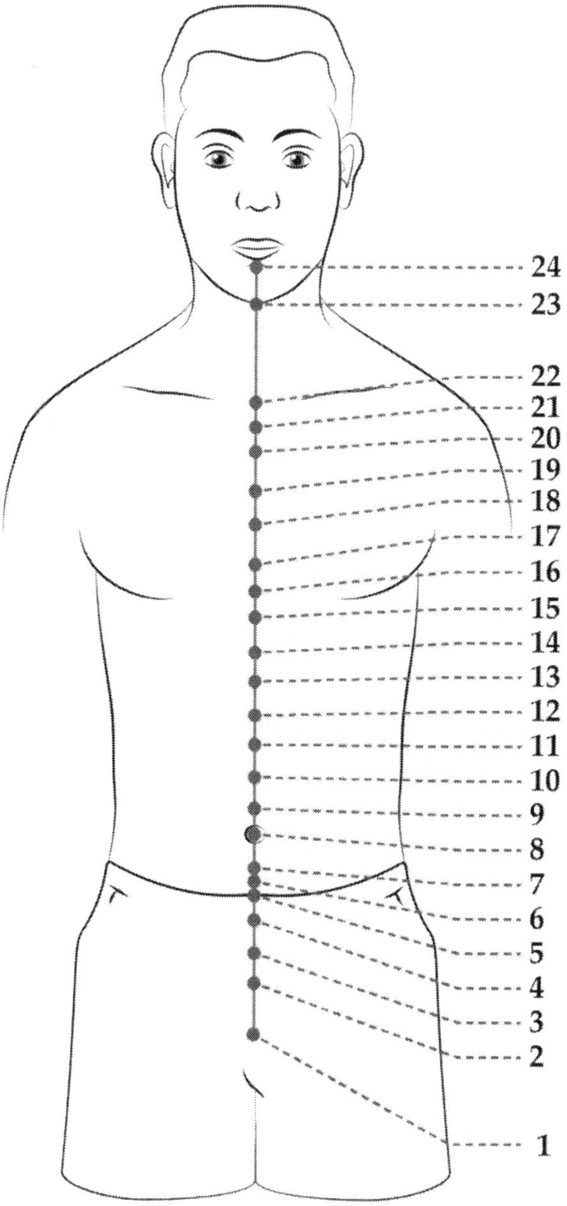

Vaso Concepção ou Ren

O meridiano Ren também é chamado de Vaso Concepção. Você verá este meridiano com estes dois nomes.

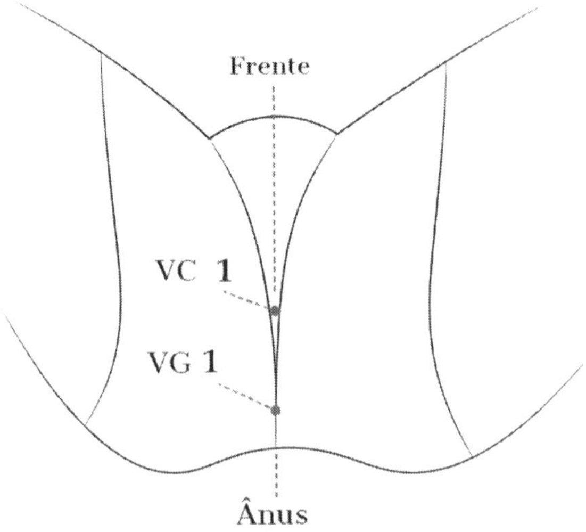

Vaso Concepção

Vaso Concepção 1
Localizado na linha mediana, entre o ânus e os genitais.

Funções e Uso Comum
Pode ser usado para tratar micção difícil e incontinência, embora para isso existam outros pontos localizados nos braços e nas pernas.

Vaso Concepção 2
Localizado na linha mediana, na extremidade superior da sínfise púbica.

Funções e Uso Comum
Trata distúrbios urinários como a incapacidade de urinar e a incontinência.

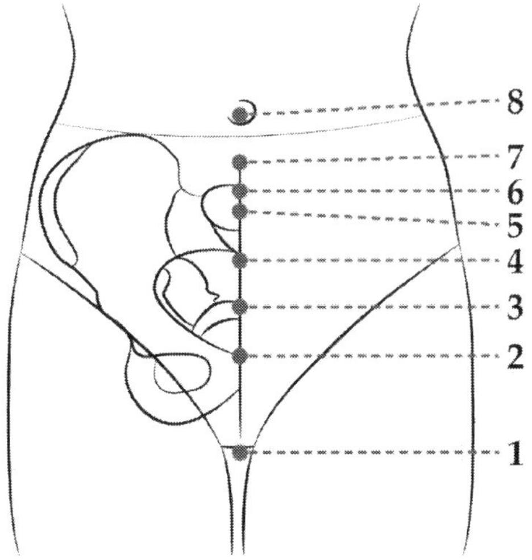

Vaso Concepção

Vaso Concepção 3
Localizado 4 cun abaixo do umbigo, na linha mediana.

Funções e Uso Comum
Trata problemas urinários, regula o útero, fortalece os rins e trata dor abdominal.

Vaso Concepção 4
Localizado 3 cun abaixo do umbigo, na linha mediana.

Funções e Uso Comum
- Fadiga
- Infertilidade
- Dor na região lombar
- Regula a parte inferior do abdome
- Regula o intestino delgado
- Regula o útero
- Restaura o Yang após colapso. Esta é uma descrição da medicina chinesa do que acontece quando os níveis de

energia do corpo ficam tão baixos que a pessoa sofre um colapso completo.

- Fortalece os rins
- Aumenta intensamente os níveis profundos de energia
- Trata a bexiga
- Incontinência urinária
- Retenção urinária devido à pressão fetal

Este ponto é um ponto importante para tratar fadiga. Trata também a infertilidade e regula a menstruação. Restaura o corpo após um colapso do Yin ou Yang, que pode se manifestar como um derrame, coma ou colapso. Aumenta a energia do corpo, então pode ser usado para tratar o prolapso de órgãos como o prolapso retal ou uterino, embora as ervas chinesas sejam muito úteis para isto.

Vaso Concepção 5
Localizado 2 cun abaixo do umbigo, na linha mediana.

Funções e Uso Comum
Regula o útero, fortalece os rins e trata as micções difíceis.

Vaso Concepção 6
Localizado 1,5 cun abaixo do umbigo, na linha mediana.

Funções e Uso Comum

- Pedras nos rins
- Prolapso retal
- Regula o meridiano do Vaso Concepção
- Regula a micção
- Recupera o Yin ou Yang colapsado
- Fortalece os rins
- Tonifica o Qi e o Yang para tratar fadiga
- Prolapso uterino

O Vaso Concepção 6 é um ponto importante. É usado para melhorar os níveis de energia e para tratar prolapso do útero, do reto e da vagina. Um prolapso é quando o órgão escorrega de sua posição normal. Na teoria da medicina chinesa, o prolapso de órgãos é causado por fracos níveis de energia, que fazem com que seu corpo não seja capaz de manter os órgãos em seus devidos locais. As ervas chinesas também são bastante usadas para isto. Existem fórmulas de ervas que não só aumentam intensamente a energia, mas elevam a energia para tratar os órgãos prolapsados. As ervas tônicas chinesas são muito eficazes para restaurar os níveis de energia.

Vaso Concepção 7
Localizado 1 cun abaixo do umbigo, na linha mediana.

Funções e Uso Comum
O Vaso Concepção 7 regula a menstruação e pode ser usado para tratar sangramento uterino anormal, prurido vaginal e corrimento.

Vaso Concepção 8
Localizado no centro do umbigo, na linha mediana. O Vaso Concepção 8 não é tratado com acupuntura. Usa-se moxabustão. Há muitos tipos de moxa. A moxa é a erva Artemísia e ela pode ser enrolada em um bastão e acesa em uma ponta para aplicar estimulação nos pontos. A moxa também pode ser colocada em cima de uma fatia de raiz de gengibre para aumentar o efeito de aquecimento do tratamento.

Funções e Uso Comum
O Vaso Concepção 8 pode ser usado para reanimar a consciência, cuja perda poderia ser causada por um derrame. Também pode ser usado para tratar má digestão em crianças. A imagem abaixo mostra um bastão de moxa sendo usado para aquecer a região lombar. A moxabustão, que é o uso da moxa em combustão, é especialmente boa para tratar as pessoas após um derrame

porque os membros costumam ficar frios. A moxa aquece o membro para restaurar rapidamente o fluxo sanguíneo normal. Muitos acupunturistas são alérgicos à fumaça da moxa. Eu pessoalmente uso uma lâmpada infravermelha de calor a distância. Ela penetra na pele e alivia a dor.

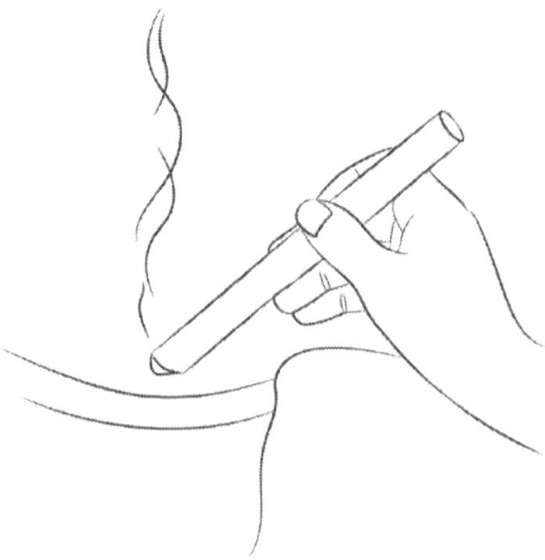

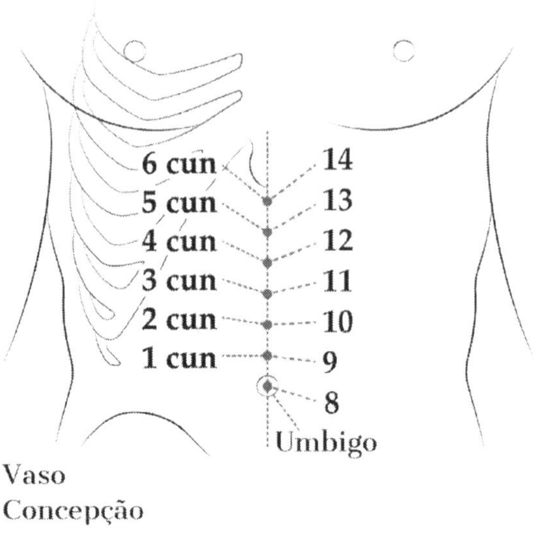

Vaso
Concepção

Vaso Concepção 9
Localizado 1 cun acima do umbigo, na linha mediana.

Funções e Uso Comum
Regula os intestinos e pode ser usado para tratar dor abdominal.

Vaso Concepção 10
Localizado 2 cun acima do umbigo, na linha mediana.

Funções e Uso Comum
Regula o baço e estômago, o que trata distúrbios digestivos como gastrite, dor epigástrica, indigestão e dor abdominal. Regula a digestão para tratar indigestão e o vômito de alimentos que não foram digeridos adequadamente.

Vaso Concepção 11
Localizado 3 cun acima do umbigo, na linha mediana.

Funções e Uso Comum
Regula o baço e o estômago para tratar distúrbios digestivos.

Vaso Concepção 12
Localizado 4 cun acima do umbigo, na linha mediana.

Funções e Uso Comum
- Dor abdominal
- Refluxo ácido
- Dor de queimação na garganta e esôfago devido ao refluxo ácido
- Drena o fogo e o calor do estômago, que são uma inflamação do estômago
- Promove a descensão do Qi do estômago
- Gastrite
- Soluços
- Regula a digestão
- Fortalece o baço e o estômago para melhorar a digestão

- Trata a estagnação da digestão
- Úlcera
- Alimentos não digeridos nas fezes
- Vômitos

O Vaso Concepção 12 é um ponto importante para regular a digestão. O estômago deve digerir os alimentos e enviá-los para o intestino delgado. Se eles ficarem presos no estômago e não puderem ser digeridos podem causar refluxo ácido, hérnia hiatal e vômitos. Os sintomas de fogo do estômago são semelhantes aos da gastrite. O estômago parece que está em chamas. O Vaso Concepção 12 alivia esse tipo de inflamação.

Vaso Concepção 13
Localizado 5 cun acima do umbigo, na linha mediana.

Funções e Uso Comum
- Refluxo ácido
- Dor no coração
- Náuseas
- Regula o coração
- Regula o estômago
- Fogo do estômago

O Vaso Concepção 13 pode ser usado para tratar gastrite, úlceras, dores no tórax e vômitos.

Vaso Concepção 14
Localizado 6 cun acima do umbigo, na linha mediana.

Funções e Uso Comum
- Beneficia o diafragma
- Acalma a mente
- Abre o tórax
- Regula o coração
- Regula o estômago

O Vaso Concepção 14 regula o coração para tratar dores no tórax, mas também trata distúrbios emocionais como medo, depressão e ansiedade. Beneficia o diafragma e pode ser usado para tratar distúrbios como refluxo ácido, vômitos e dificuldade para engolir.

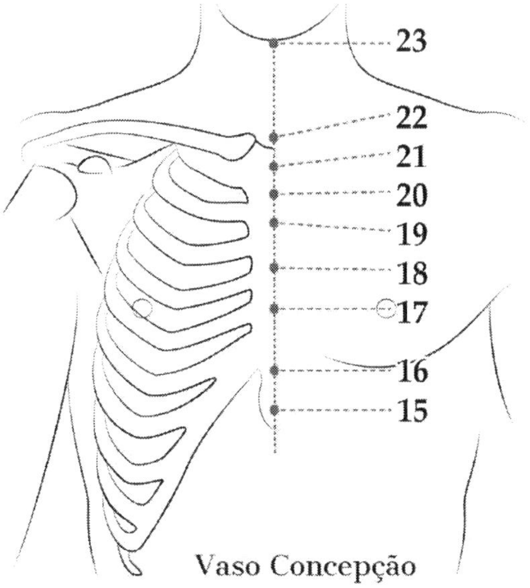

Vaso Concepção 15
Localizado 7 cun acima do umbigo, na linha mediana, abaixo do processo xifoide.

Funções e Uso Comum
Regula o coração. Regula a circulação no tórax para tratar distensão torácica, refluxo ácido, pericardite e palpitações.

Vaso Concepção 16
Localizado na linha mediana do esterno, na altura do quinto espaço intercostal.

Funções e Uso Comum
Regula a circulação no tórax.

Vaso Concepção 17
Localizado na altura do quarto espaço intercostal, na linha mediana. Este ponto fica na altura dos mamilos.

Funções e Uso Comum

- Refluxo ácido
- Distúrbios mamários como mastite e abscesso
- Espasmos do diafragma
- Dificuldade para respirar
- Dificuldade para engolir
- Constrição esofágica
- Soluços
- Promove a lactação
- Regula os pulmões
- Chiado

O Vaso Concepção 17 pode ser usado para restaurar a circulação saudável no tórax.

Vaso Concepção 18
Localizado no terceiro espaço intercostal, na linha mediana.

Funções e Uso Comum
Regula a circulação no tórax.

Vaso Concepção 19
Localizado no segundo espaço intercostal, na linha mediana.

Funções e Uso Comum
Restaura a circulação no tórax.

Vaso Concepção 20
Localizado na altura do primeiro espaço intercostal, no ponto médio do ângulo esternal.

Funções e Uso Comum
Restaura a circulação no tórax.

Vaso Concepção 21
Localizado 1 cun abaixo do Vaso Concepção 22, na linha mediana.

Funções e Uso Comum
Regula o estômago, restaura a circulação no tórax.

Vaso Concepção 22
No centro da fossa supraesternal.

Funções e Uso Comum
Regula os pulmões e umedece a garganta.

Vaso Concepção 23
Acima do pomo de Adão, na depressão da borda superior do osso hioide.

Funções e Uso Comum
Beneficia a língua. Não é muito usado.

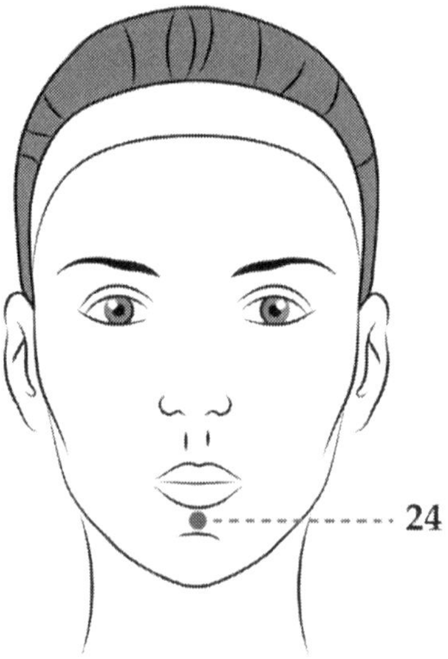

Vaso Concepção

Vaso Concepção 24
Na depressão no centro do sulco mentolabial. Tradução: localizado entre o queixo e os lábios, no meio.

Funções e Uso Comum
Relaxa os tendões da face e pode ser usado para tratar desvio da boca e dos olhos, mandíbula, paralisia facial e dor no pescoço.

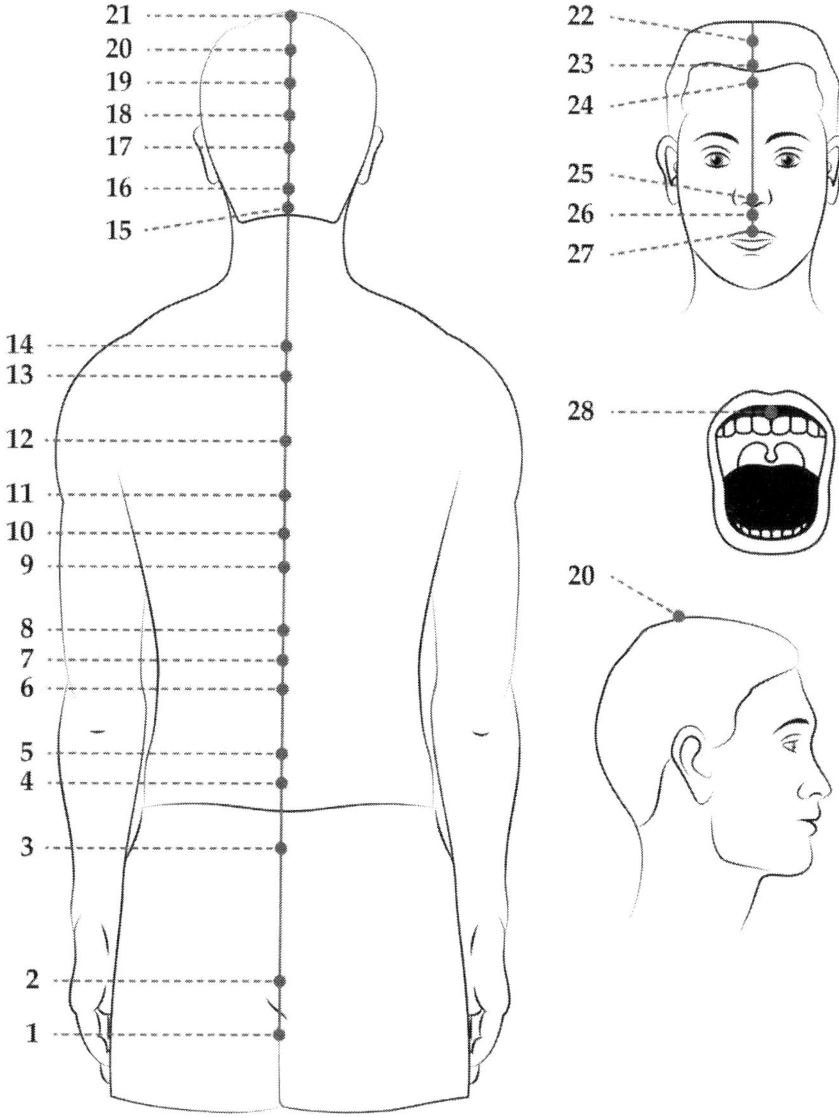

Vaso Governador ou Du

O meridiano Du é o nome chinês para o meridiano que percorre a coluna vertebral. Também é chamado de Vaso Governador.

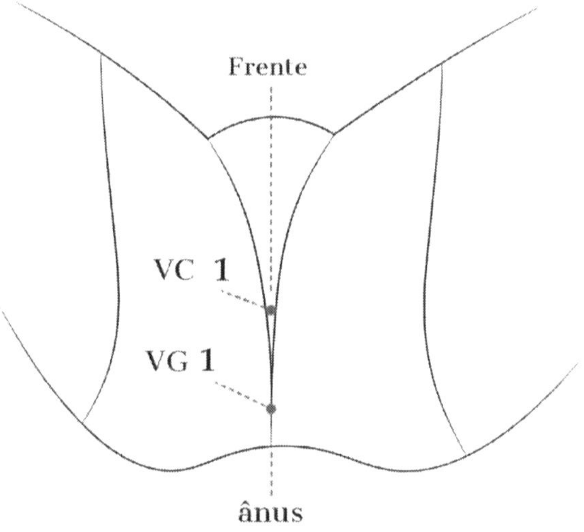

Vaso Governador

Vaso Governador 1
Localizado na linha mediana (coluna) entre a ponta do cóccix e o ânus.

Funções e Uso Comum
Trata hemorroidas, prolapso do reto e dor lombar. Este ponto pode ser usado em casos de emergência quando há incapacidade de urinar ou retenção de urina.

Vaso Governador 2
Localizado no hiato sacral, que é uma fenda no sacro (cóccix).

Funções e Uso Comum
Trata dor lombar, atrofia das pernas e hemorroidas.

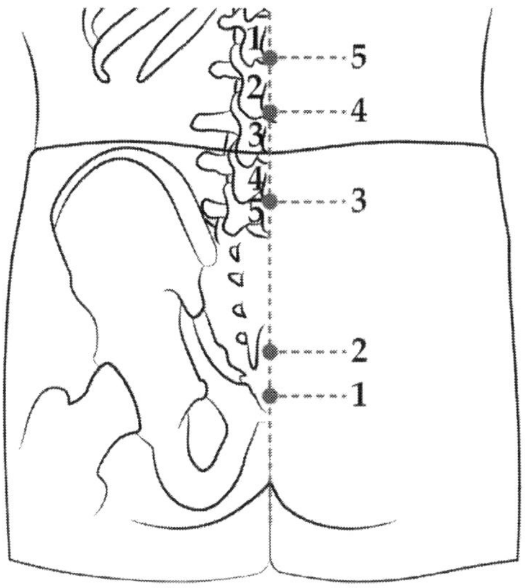

Vaso Governador

Vaso Governador 3
Abaixo do processo espinhoso da quarta vértebra lombar.

Funções e Uso Comum
Fortalece os rins e trata a região lombar e as pernas.

Vaso Governador 4
Abaixo do processo espinhoso da segunda vértebra lombar.

Funções e Uso Comum
Fortalece os rins, trata dor lombar, incontinência e distúrbios renais, como nefrite. Costuma ser usado para tratar dor lombar.

Vaso Governador 5
Abaixo do processo espinhoso da primeira vértebra lombar.

Funções e Uso Comum
Trata dor lombar.

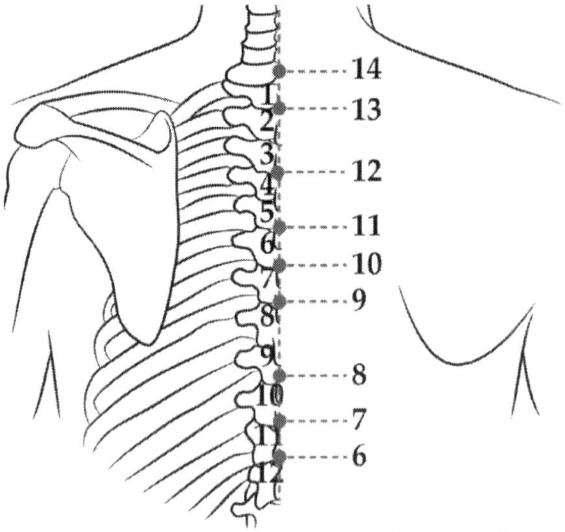

Vaso Governador

Vaso Governador 6
Abaixo do processo espinhoso da décima primeira vértebra torácica.

Funções e Uso Comum
Trata dor lombar.

Vaso Governador 7
Abaixo do processo espinhoso da décima vértebra torácica.

Funções e Uso Comum
Trata dor e rigidez lombar.

Vaso Governador 8
Abaixo do processo espinhoso da nona vértebra torácica.

Funções e Uso Comum
Trata rigidez das costas e epilepsia.

Vaso Governador 9
Abaixo do processo espinhoso da sétima vértebra torácica.

Funções e Uso Comum
Regula o fígado e a vesícula biliar para tratar distúrbios como icterícia e cálculos biliares. Trata dor e rigidez nas costas. Melhora a circulação no tórax.

Vaso Governador 10
Abaixo do processo espinhoso da sexta vértebra torácica.

Funções e Uso Comum
Regula e abre a circulação no tórax para tratar tosse e asma. Trata dores e rigidez nas costas e no pescoço.

Vaso Governador 11
Abaixo do processo espinhoso da quinta vértebra torácica.

Funções e Uso Comum
Fortalece o coração e acalma a mente.

Vaso Governador 12
Abaixo do processo espinhoso da terceira vértebra torácica.

Funções e Uso Comum
Regula os pulmões e o coração e acalma a mente. Abre a circulação no tórax e pode ser usado para asma, bronquite, tosse e coqueluche.

Vaso Governador 13
Abaixo do processo espinhoso da primeira vértebra torácica.

Funções e Uso Comum
Fortalece o sistema imunológico, regula os pulmões e dissipa o calor (inflamação) dos pulmões. Trata resfriado, gripe e rigidez no pescoço.

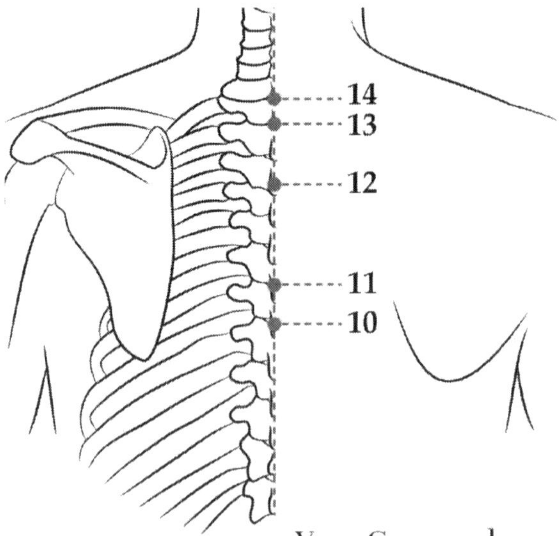

Vaso Governador

Vaso Governador 14
Abaixo do processo espinhoso da sétima vértebra cervical.

Funções e Uso Comum

- Dor nas costas
- Acalma a mente
- Clareia o cérebro
- Resfriados e gripes
- Rigidez da coluna vertebral na parte superior das costas e pescoço

Este ponto pode tratar o calor (inflamação) do pulmão. Ele alivia o torcicolo quando não se consegue virar a cabeça para o lado. Também é indicado para tratar tuberculose, enfisema e urticária.

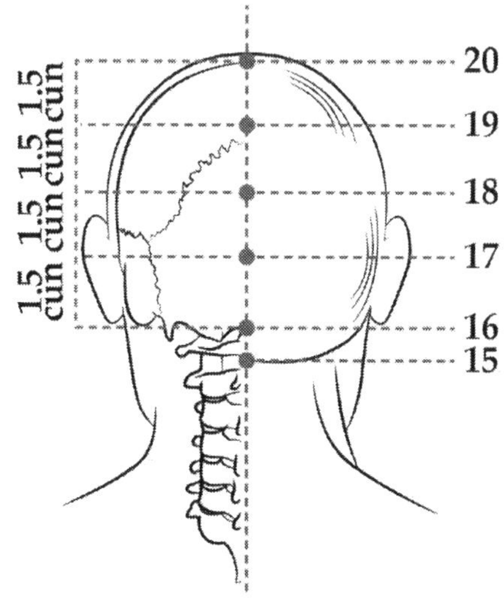

Vaso Governador

Vaso Governador 15
Meio cun acima da linha posterior do cabelo, abaixo do processo espinhoso da primeira vértebra cervical. Está localizado em frente à raiz da língua.

Funções e Uso Comum
Beneficia a língua. Pode ser usado para tratar a incapacidade de falar após um derrame, rigidez da língua e dor no pescoço.

Vaso Governador 16
Localizado 1 cun acima da linha posterior do cabelo, na depressão abaixo da protuberância occipital externa (POE). Tradução: na parte de trás da cabeça há uma pequena área óssea que parece um nó. Esta é a POE.

Funções e Uso Comum
Trata dor e rigidez no pescoço.

Vaso Governador 17

Localizado 1,5 cun acima do Vaso Governador 16, acima da protuberância occipital externa (POE).

Funções e Uso Comum

Este ponto é chamado de “Janela do Cérebro”. Ele limpa o cérebro e beneficia os olhos. Pode ser usado para tratar visão turva e zumbido.

Vaso Governador 18

Localizado 1,5 cun acima do Vaso Governador 17, a meio caminho entre o Vaso Governador 16 e o Vaso Governador 20.

Funções e Uso Comum

Alivia a dor para tratar dores de cabeça e acalma a mente.

Vaso Governador 19

Localizado 1,5 cun acima do Vaso Governador 18.

Funções e Uso Comum

Alivia a dor e acalma a mente.

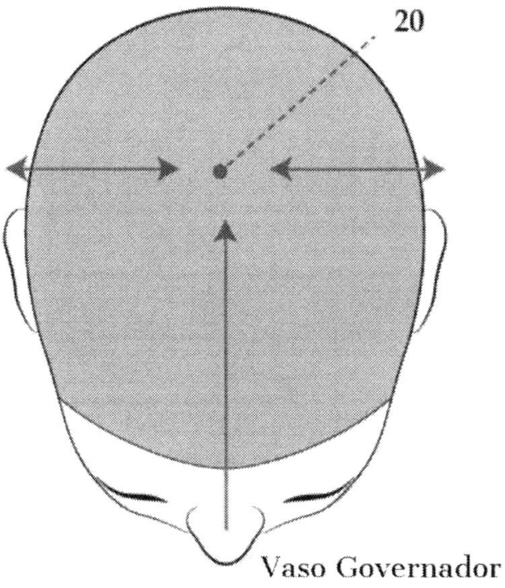
20
Vaso Governador

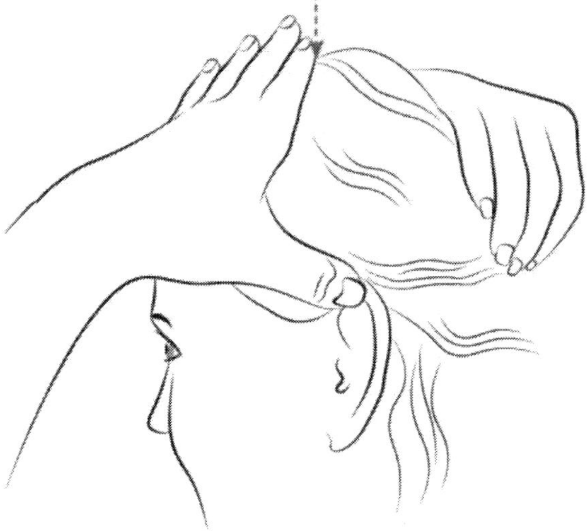
Vaso Governador 20

Vaso Governador 20

Localizado 7 cun acima da linha posterior do cabelo. Você pode usar suas mãos para localizar este ponto. Coloque a ponta dos polegares na parte superior das orelhas e as pontas dos dedos se encontrarão no topo da cabeça na localização aproximada do Vaso Governador 20. Você sentirá uma leve fossa no ponto.

Funções e Uso Comum

- Beneficia a cabeça e o cérebro
- Acalma a mente
- Melhora a concentração
- Melhora a memória
- Trata insônia
- Abre os seios nasais para tratar bloqueio sinusal
- Trata prolapso do útero ou reto
- Promove a ascensão da energia para a cabeça ou sua descensão dela, conforme o necessário (regula a circulação da energia)
- Restaura o Yang colapsado
- Reanima a consciência

Este ponto pode ser usado para tratar prolapso do reto e prolapso uterino. Melhora a memória ao aumentar o fluxo sanguíneo para o cérebro. Abre os seios nasais para tratar obstruções nasais que podem causar dores de cabeça nos seios nasais. Yang colapsado é quando o corpo está tão fraco que a pessoa desmaia ou desfalece.

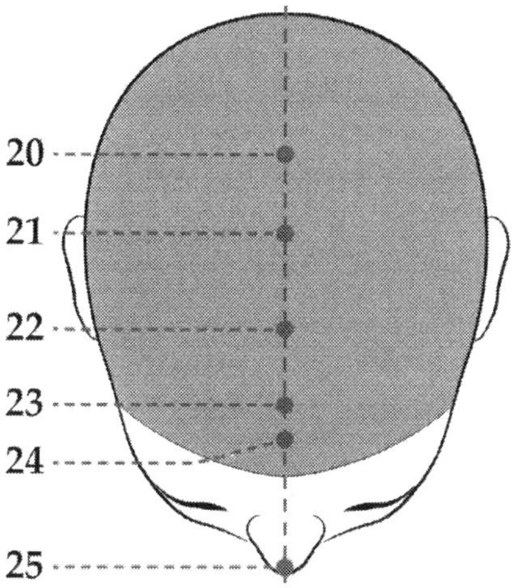

Vaso Governador

Vaso Governador 21
Localizado 1,5 cun à frente do Vaso Governador 20.

Funções e Uso Comum
Pode ser usado para tratar visão turva e secreção nasal.

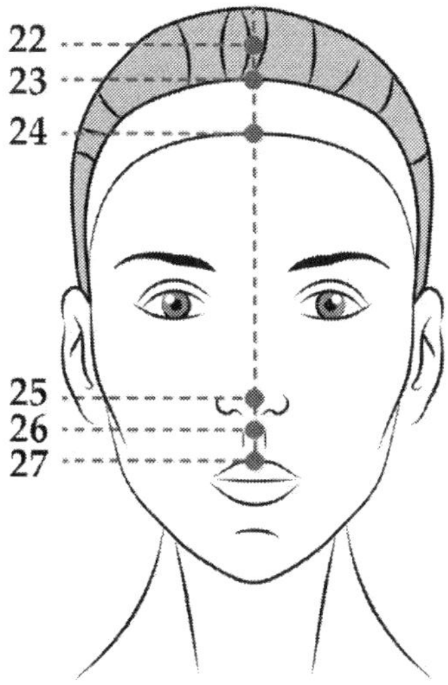

Vaso Governador

Vaso Governador 22
Localizado 3 cun à frente do Vaso Governador 20.

Funções e Uso Comum
Beneficia o nariz para tratar congestão sinusal e secreção.

Vaso Governador 23
Localizado 1 cun acima da linha anterior do cabelo.

Funções e Uso Comum
Limpa o nariz para aliviar bloqueio sinusal, inflamação sinusal, pólipos nasais e incapacidade de distinguir maus odores. Também trata dor ocular e miopia.

Vaso Governador 24
Localizado a 0,5 cun acima da linha anterior do cabelo.

Funções e Uso Comum
Acalma a mente e trata a secreção dos seios nasais. De acordo com Giovanni Maciocia, este ponto estimula a memória.

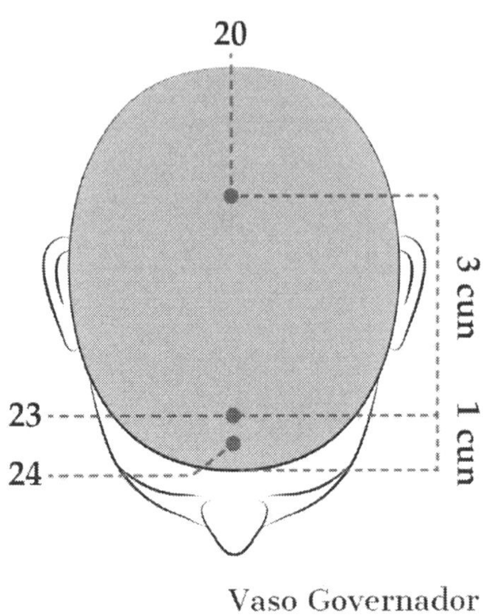

Vaso Governador

Vaso Governador 25
Na ponta do nariz.

Funções e Uso Comum
Beneficia o nariz e reanima a consciência.

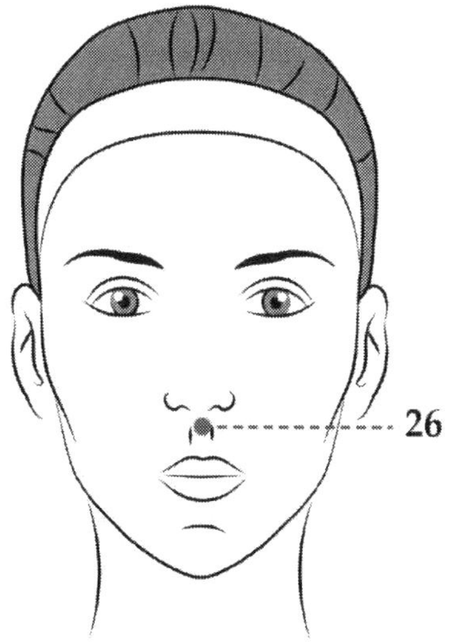

Vaso Governador

Vaso Governador 26
Acima do lábio superior, na linha mediana. Divida a distância entre o topo do lábio superior e a extremidade do nariz em terços. Este ponto está localizado no terço superior.

Funções e Uso Comum

- Dor aguda na região lombar
- Acalma a mente
- Limpa o nariz, trata a incapacidade de distinguir os odores
- Coma
- Tétano
- Espasmos musculares
- Sangramentos do nariz

- Regula a coluna vertebral
- Ponto de reanimação (reanima a consciência)

O Vaso Governador 26 pode ser usado para tratar alguém após um derrame ou uma convulsão. Fortalece as costas para aliviar dores nas costas. Pode ser usado para abrir os seios nasais e aliviar bloqueio nasal e secreção nasal. Este ponto é o mais importante para reanimar a consciência após um desmaio ou um derrame. Pode ajudar a prevenir desmaios. Se você usar acupressão, pressione com força no sentido ascendente. Funcionará melhor se usar a unha ou a ponta do polegar.

Vaso Governador 27

Localizado na margem superior do lábio superior. Como o Vaso Governador 27 e o Vaso Governador 28 não costumam ser usados, eu não incluí uma imagem menor deles. Você pode ver a localização na imagem principal do meridiano.

Funções e Uso Comum

Este ponto não costuma ser usado. É indicado para tratamento de lábios rígidos e sangramentos nasais.

Vaso Governador 28

O Vaso Governador 28 se localiza dentro da boca, acima dos dentes superiores, na extremidade onde as gengivas superiores se encontram com a pele do lábio superior.

Funções e Uso Comum

Este ponto não costuma ser usado. Pode ser usado no tratamento de doenças gengivais.

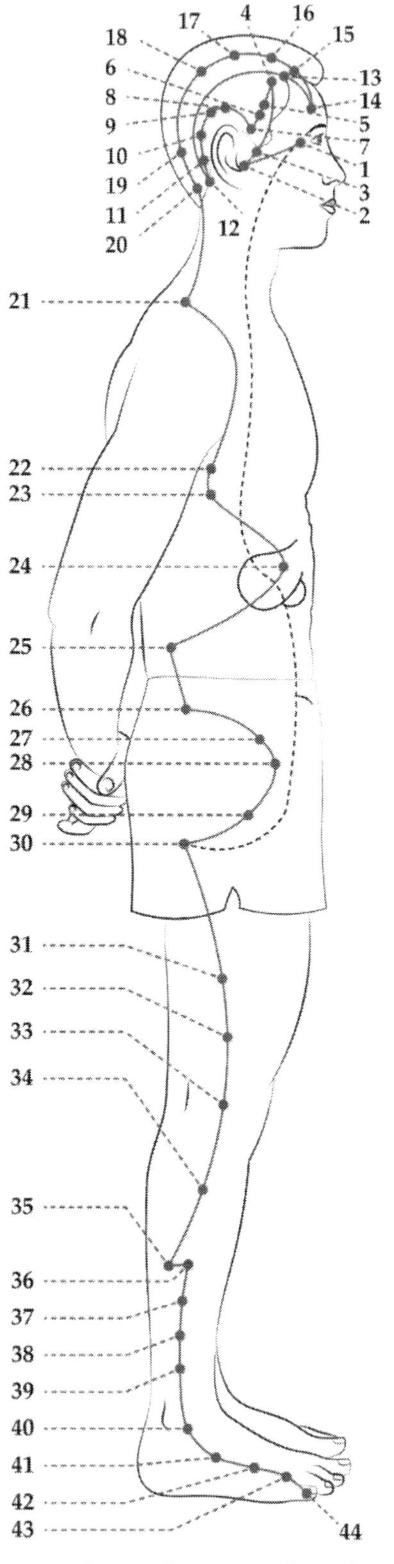

Meridiano da Vesícula Biliar

Como você pode ver pela imagem do meridiano, ele passa na lateral da cabeça três vezes. Muitos dos pontos na lateral da cabeça não costumam ser usados. É difícil descrever a localização destes pontos sem usar termos anatômicos. Destacarei os pontos mais usados e suas principais funções, como fiz anteriormente. As enxaquecas geralmente afetam o meridiano da Vesícula Biliar. Não é comum usar os pontos na cabeça para as enxaquecas. Normalmente se usam pontos nos meridianos do Fígado e da Vesícula Biliar nos pés para aliviar as enxaquecas.

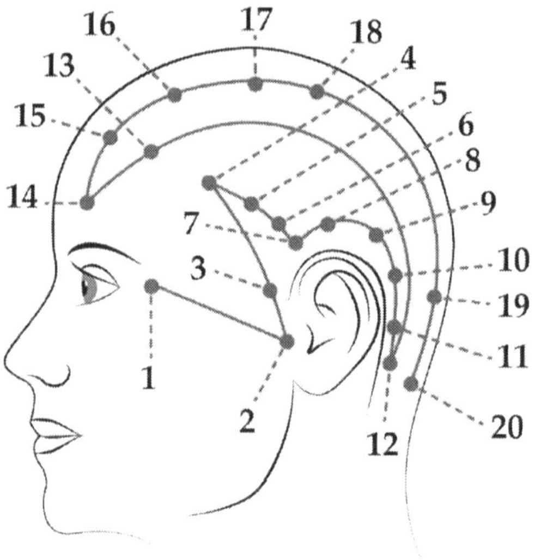

Vesícula Biliar

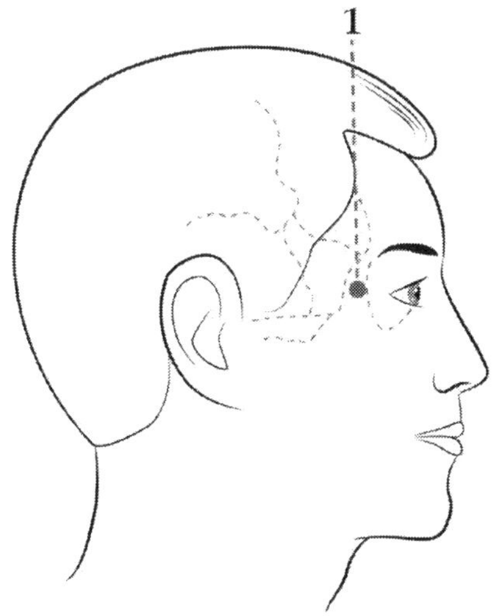

Vesícula Biliar

Vesícula Biliar 1
Localizado 0,5 cun ao lado do ângulo externo do olho, sobre o osso. Na parte oca do osso orbital.

Funções e Uso Comum

- Clareia os olhos
- Catarata
- Daltonismo
- Dor ocular
- Hipermetropia
- Glaucoma
- Secura ocular após Lasik
- Cegueira noturna
- Atrofia do nervo óptico
- Hemorragia da retina

Observações Clínicas

Este ponto é muito eficaz para tratar olhos secos causados pela cirurgia ocular Lasik. É indicado como tratamento de "obstrução visual superficial", que se correlaciona com algo que afeta a córnea do olho. Quando se faz cirurgia ocular, a córnea é cortada. Isso corta os nervos do olho, o que significa que eles não funcionam mais normalmente. Este ponto estimula a função nervosa normal nos olhos, e isto ajuda a restaurar a função saudável dos olhos.

Considero que o olho normalmente começará a lacrimejar em alguns minutos após o tratamento deste ponto. Isso é um alívio incrível para pessoas com os olhos secos devido a qualquer causa. Se a cirurgia foi feita há muito tempo, normalmente os resultados demorarão mais tempo e outros pontos seriam combinados com o Vesícula Biliar 1 para se obter melhores resultados.

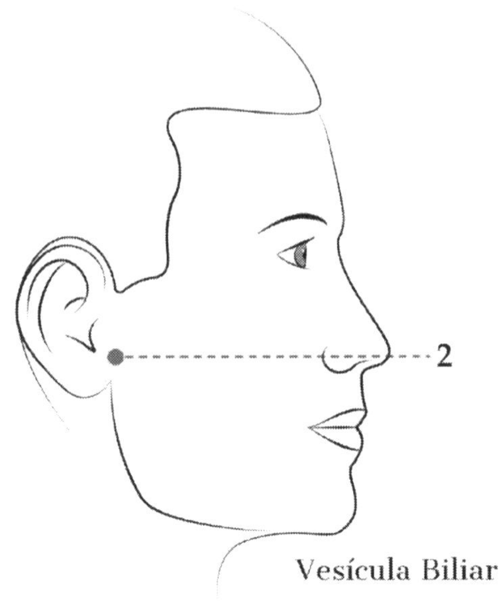

Vesícula Biliar 2

Anterior à incisura intertrágica, na extremidade posterior do processo condiloide da mandíbula. Localize-o com a boca aberta.

Tradução: localizado na parte da frente da orelha. Por favor, veja a imagem para este ponto.

Funções e Uso Comum
Abre os ouvidos para tratar surdez, zumbido, infecções e secreção no ouvido e dor de ouvido. Trata perda auditiva, dor na mandíbula e dor na ATM.

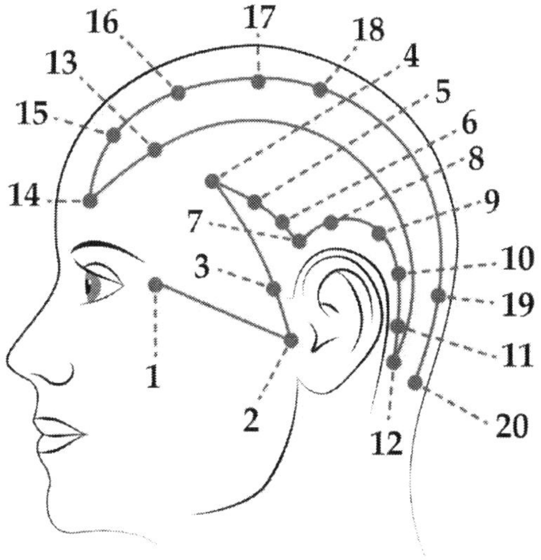

Vesícula Biliar

Vesícula Biliar 3
Em frente à orelha, na extremidade superior do osso da face, na depressão acima do Estômago 7.

Funções e Uso Comum
Trata problemas auditivos como surdez e zumbido. Trata dor na mandíbula e nos dentes.

Vesícula Biliar 4
Localizado dentro da linha do cabelo, a um quarto da distância entre o Estômago 8 e o Vesícula Biliar 7.

Funções e Uso Comum
Trata dor de ouvido, dor de dente e zumbido.

Vesícula Biliar 5
Localizado dentro da linha do cabelo, no meio da distância entre o Estômago 8 e o Vesícula Biliar 7.

Funções e Uso Comum
Trata dor de ouvido e de dente.

Vesícula Biliar 6
A três quartos da distância entre o Estômago 8 e o Vesícula Biliar 7.

Funções e Uso Comum
Trata dor no canto externo do olho.

Vesícula Biliar 7
No interior da linha do cabelo, um cun anterior ao San Jiao 20, junto à orelha.

Funções e Uso Comum
Trata inchaço da bochecha e do maxilar.

Vesícula Biliar 8
Na pequena depressão, 1 cun acima do vértice da orelha.

Funções e Uso Comum
Trata dores de cabeça na lateral da cabeça.

Vesícula Biliar 9
Na depressão 0,5 cun atrás do Vesícula Biliar 8, acima da orelha.

Funções e Uso Comum
Trata dores de cabeça.

Vesícula Biliar 10
Atrás e acima do processo mastoide, na metade do arco entre o Vesícula Biliar 9 e o Vesícula Biliar 11.

Funções e Uso Comum
Trata dores de cabeça.

Vesícula Biliar 11
Atrás e acima do processo mastoide, na linha que liga o Vesícula Biliar 10 e o Vesícula Biliar 12.

Funções e Uso Comum
Trata dores de cabeça, zumbido, surdez e dor de ouvido.

Vesícula Biliar 12
Na depressão por trás e abaixo do processo mastoide.

Funções e Uso Comum
Acalma a mente e trata dores de cabeça.

Vesícula Biliar 13
Localizado 0,5 cun dentro da linha do cabelo, a 3 cun do Vaso Governador 24.

Funções e Uso Comum
Trata dores de cabeça, vertigem e epilepsia.

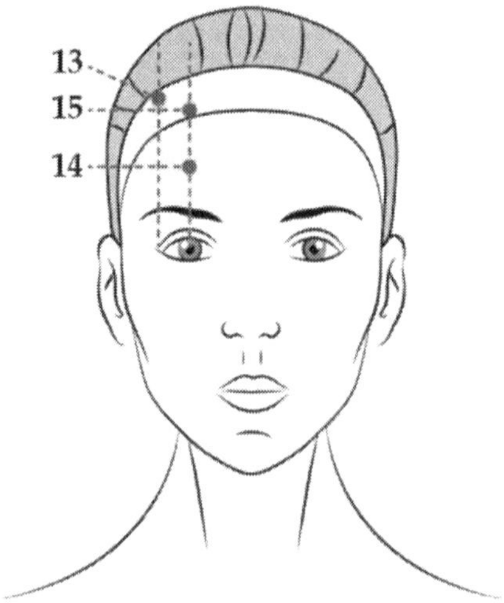

Vesícula Biliar

Vesícula Biliar 14
Localizado na testa, 1 cun acima do ponto médio da sobrancelha.

Funções e Uso Comum

- Clareia a visão
- Dor ocular
- Queda da pálpebra superior
- Tremores nas pálpebras
- Cegueira noturna

O Vesícula Biliar 14 trata os olhos e clareia a visão. Este é um ponto popular em tratamentos cosméticos de acupuntura. Ele levanta as pálpebras e melhora a circulação para os olhos.

Vesícula Biliar 15
Diretamente acima do Vesícula Biliar 14, a 0,5 cun da linha do cabelo.

Funções e Uso Comum
Trata o nariz e os olhos. Pode ser usado para tratar congestão sinusal.

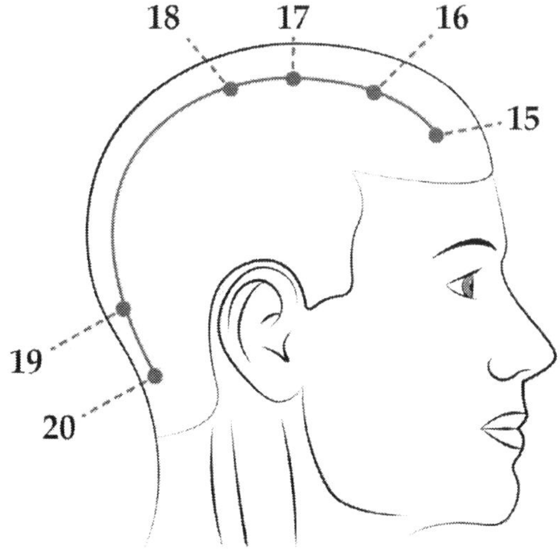

Vesícula Biliar

Vesícula Biliar 16

Localizado 1,5 cun atrás do Vesícula Biliar 15, na linha que conecta o Vesícula Biliar 15 e o Vesícula Biliar 20.

Funções e Uso Comum

Usado para todos os tipos de doenças dos olhos. Pode ser usado para tratar dor ocular e miopia.

Vesícula Biliar 17

Localizado 1,5 cun atrás do Vesícula Biliar 16.

Funções e Uso Comum

Trata dores de cabeça.

Vesícula Biliar 18

Localizado 1,5 cun atrás do Vesícula Biliar 17.

Funções e Uso Comum

Trata dores de cabeça e congestão sinusal.

Vesícula Biliar 19
Localizado acima do Vesícula Biliar 20, na mesma altura que o Vaso Governador 17.

Funções e Uso Comum
Trata dores de cabeça, rigidez no pescoço e dores nos olhos.

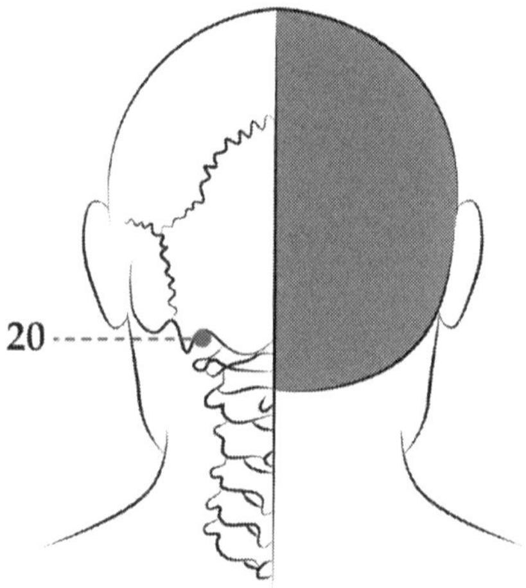

Vesícula Biliar

Vesícula Biliar 20
No oco entre os músculos esternocleidomastoideo e trapézio.

Funções e Uso Comum

- Visão turva
- Resfriado e gripe
- Tontura
- Dor no meridiano da Vesícula Biliar
- Dores de cabeça
- Melhora a circulação para os olhos
- Perda da fala após derrame
- Enxaquecas
- Dores e rigidez no pescoço
- Abre ouvidos entupidos
- Dor no ombro

Observações Clínicas

O Vesícula Biliar 20 é muito forte para restaurar a circulação normal na cabeça e no pescoço. Pode ser usado em combinação com outros pontos para tratar enxaquecas. A maioria das enxaquecas é causada por músculos contraídos ou bloqueios em um meridiano. O meridiano da Vesícula Biliar costuma ser muito afetado. As enxaquecas também podem ser tratadas usando outros pontos na extremidade oposta do meridiano da Vesícula Biliar e também restaurando a circulação normal para qualquer área que tenha um bloqueio.

O estresse faz os músculos ficarem tensos, o que reduz o fluxo normal de sangue para o cérebro. Onde há falta de fluxo sanguíneo saudável, há dor. Este ponto também trata tonturas, que podem ser causadas por músculos contraídos que comprimem os nervos que afetam a função do ouvido.

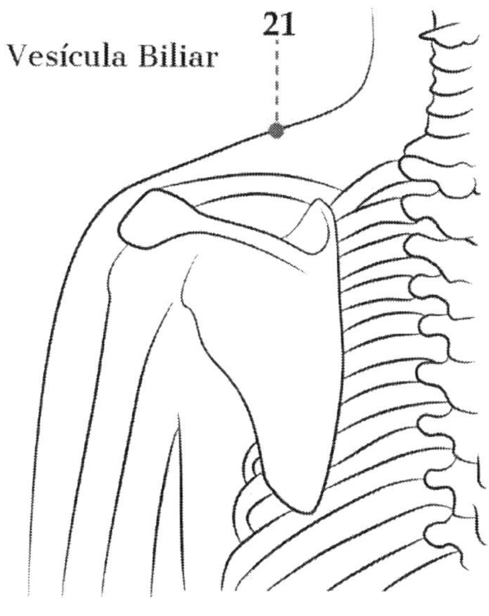

Vesícula Biliar 21

Localizado a meio caminho entre a coluna vertebral e a ponta do acrômio.

Funções e Uso Comum

- Alivia a dor no pescoço e nos ombros
- Trata a dor nas mamas e abscesso mamário
- Lactação insuficiente
- Não deve ser usado durante a gravidez, pois pode induzir o parto

Este ponto costuma ser combinado com o Vesícula Biliar 20 para tratar dores no pescoço, pois libera os músculos contraídos que causam dores no pescoço e nos ombros.

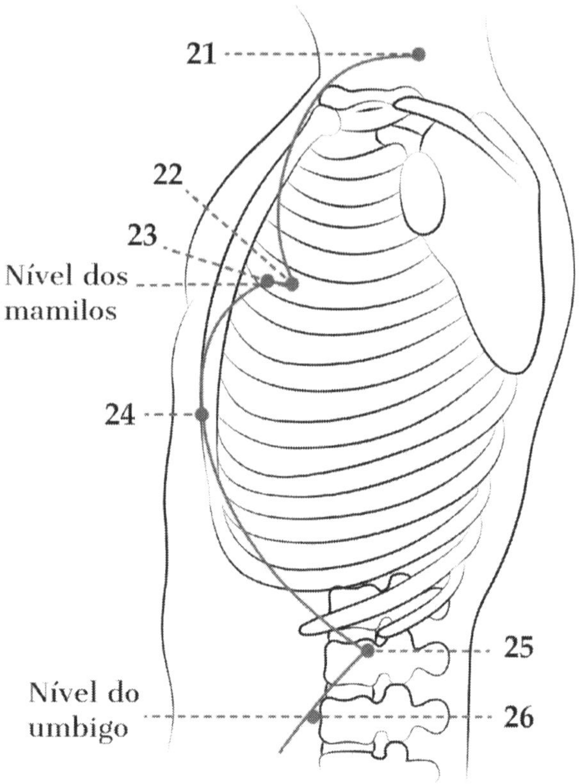

Vesícula Biliar

Vesícula Biliar 22

Localizado 3 cun abaixo da axila.

Funções e Uso Comum
Trata a axila e abre o tórax. Não é muito usado.

Vesícula Biliar 23
Localizado 1 cun à frente do Vesícula Biliar 22, na altura do mamilo.

Funções e Uso Comum
Trata plenitude do tórax.

Vesícula Biliar 24
Localizado abaixo do mamilo, no sétimo espaço intercostal.

Funções e Uso Comum
Trata dores nas costelas, mastite e soluços. Regula o fígado, a vesícula biliar e o estômago.

Vesícula Biliar 25
Na borda inferior da extremidade livre da 12ª costela.

Funções e Uso Comum
Fortalece os rins e trata a região lombar.

Vesícula Biliar 26
Abaixo da extremidade livre da 11ª costela.

Funções e Uso Comum
Regula a menstruação e trata hérnia e dores abdominais.

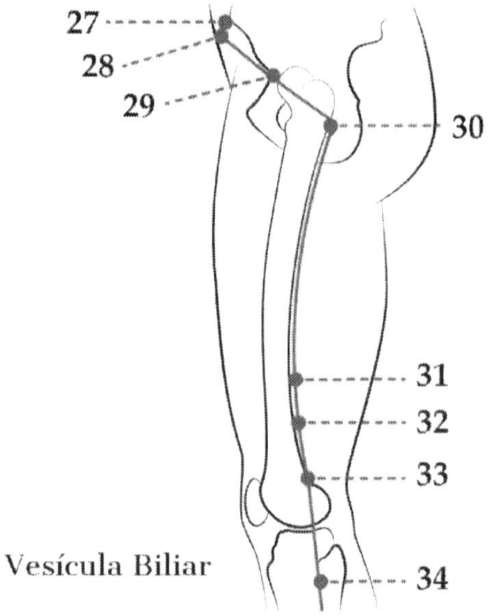

Vesícula Biliar 27
Localizado 3 cun abaixo da altura do umbigo.

Funções e Uso Comum
Trata prolapso uterino e dor abdominal.

Vesícula Biliar 28
Localizado 0,5 cun à frente e abaixo do Vesícula Biliar 27.

Funções e Uso Comum
Trata prolapso uterino e dor abdominal.

Vesícula Biliar 29
Na lateral da articulação do quadril, no ponto mediano entre a crista ilíaca ântero-superior e a proeminência do trocanter maior. Tradução: localizado no quadril, na metade da distância entre a parte frontal do osso do quadril e o osso da coxa.

Funções e Uso Comum
Trata dor no quadril.

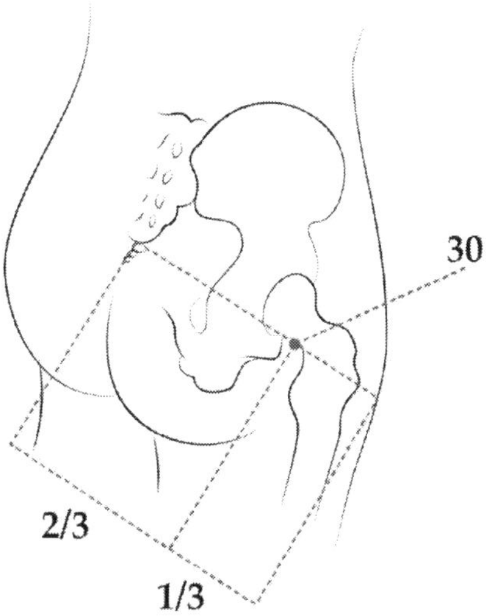

Vesícula Biliar

Vesícula Biliar 30
Na parte traseira da articulação do quadril, a um terço da distância até o trocanter maior, que é a cabeça do osso da coxa, e a parte superior do sacro.

Funções e Uso Comum

- Dor nas nádegas
- Hemiplegia
- Dor no quadril
- Atrofia das pernas
- Dor na região lombar
- Ciática

Observações Clínicas
O Vesícula Biliar 30 é muito eficaz para tratar dor no quadril e dor ciática. O meridiano da Vesícula Biliar desce pelo lado da perna até o pé. A ciática costuma percorrer este mesmo trajeto. Às vezes ela para no joelho, mas, se não for tratada, a dor ciática pode irradiar seu percurso todo até o pé. Os problemas na região lombar também devem ser considerados como um fator

potencial na dor de quadril. A hérnia de disco ou músculos contraídos podem facilmente afetar o quadril.

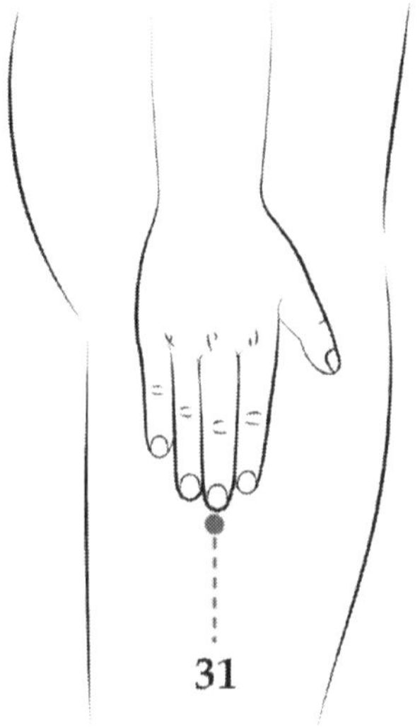

Vesícula Biliar

Vesícula Biliar 31
Na lateral da coxa, 7 cun acima da prega poplítea (joelho). O local é onde a ponta do dedo médio toca a coxa.

Funções e Uso Comum
Alivia prurido, urticária, hemiplegia, dor no joelho e na coxa e fraqueza.

Vesícula Biliar 32
Na lateral da coxa, 5 cun acima da prega poplítea (joelho).

Funções e Uso Comum
Trata dor no meridiano da Vesícula Biliar, hemiplegia, urticária e ciática.

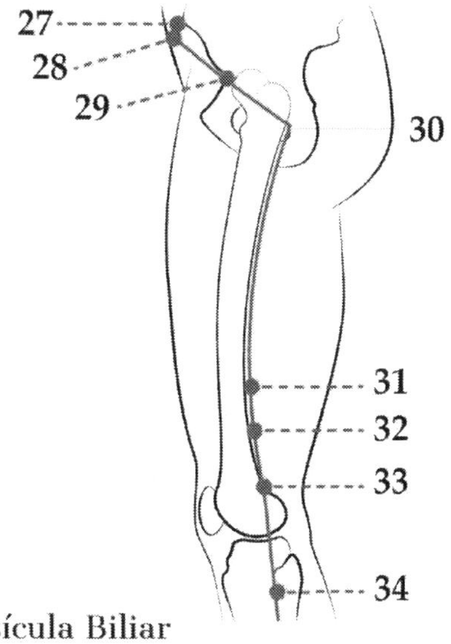

Vesícula Biliar

Vesícula Biliar 33
Localizado 3 cun acima do Vesícula Biliar 34.

Funções e Uso Comum
Trata dor no joelho, relaxa os tendões da perna e trata espasmos no músculo gastrocnêmio. O músculo gastrocnêmio fica na parte de trás da perna.

Vesícula Biliar 34
Na depressão na frente e abaixo da cabeça da fíbula.

Funções e Uso Comum
- Atrofia do músculo da panturrilha
- Contração dos tendões dos pés
- Hemiplegia
- Hipertensão arterial associada a desequilíbrios do fígado
- Dor do joelho
- Regula o fígado e a vesícula biliar
- Relaxa os tendões para aliviar espasmos musculares
- Dor nas costelas
- Ciática

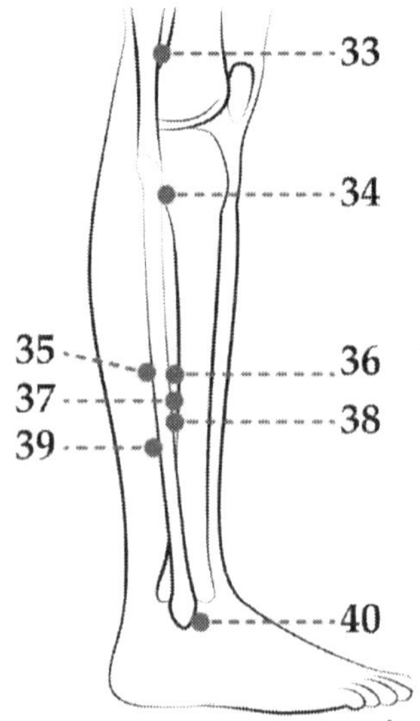

Vesícula Biliar

Observações Clínicas
Este ponto é usado para tratar qualquer problema com tendões. Também é usado para tratar estresse, pois trata o fígado, que está associado ao estresse de acordo com a medicina chinesa.

Vesícula Biliar 35
Localizado 7 cun acima da ponta do maléolo lateral (osso do tornozelo na parte externa da perna).

Funções e Uso Comum
Trata dor no meridiano da Vesícula Biliar, relaxa os tendões, trata dor no joelho e problemas nos músculos gastrocnêmios, que se encontram na parte de trás da panturrilha.

Vesícula Biliar 36
Localizado 7 cun acima da ponta do maléolo lateral, na borda anterior do osso da fíbula. (O osso da fíbula é o ossinho atrás da tíbia, que é o osso da panturrilha.)

Funções e Uso Comum

Trata atrofia e dor da panturrilha, dor no pescoço e relaxa os tendões.

Vesícula Biliar 37

Localizado 5 cun acima da ponta do maléolo lateral, na borda anterior da fíbula.

Funções e Uso Comum

- Visão turva
- Catarata
- Clareia a visão
- Coceira nos olhos
- Dor ocular
- Dor do joelho
- Atrofia da perna
- Dor na perna
- Cegueira noturna
- Atrofia do nervo óptico
- Regula o fígado

O Vesícula Biliar 37 é o ponto mais importante utilizado para tratar distúrbios oculares e não pode ser localizado diretamente pelos olhos. Chamamos este tipo de ponto de ponto "distal".

Vesícula Biliar 38

Localizado 4 cun acima e ligeiramente na frente do maléolo lateral, na borda anterior da fíbula.

Funções e Uso Comum

Regula a vesícula biliar, trata tendões e ossos e alivia a dor no meridiano da Vesícula Biliar. Trata os tendões e os ossos em qualquer parte do corpo. Pode ser usado para tratar enxaquecas.

Vesícula Biliar 39

Localizado 3 cun acima da ponta do maléolo lateral, atrás da fíbula.

Funções e Uso Comum

- Lesão em chicote
- Fraqueza dos pés
- Fraqueza das pernas
- Dores e rigidez no pescoço
- Regula a vesícula biliar

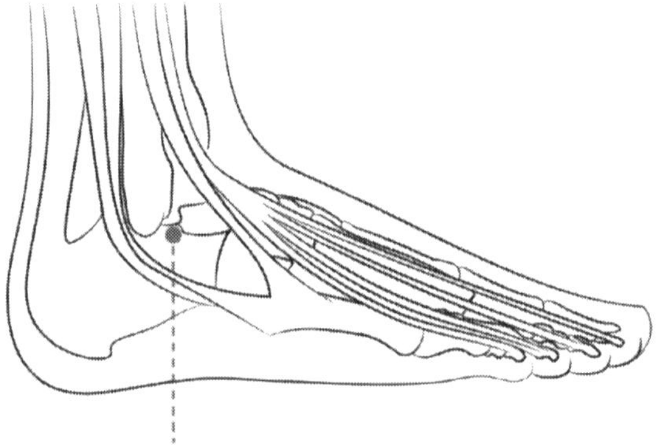

Vesícula Biliar

Vesícula Biliar 40

Localizado em frente ao maléolo lateral (osso do tornozelo na parte externa da perna) e abaixo dele.

Funções e Uso Comum

- Pé caído
- Inflamação da vesícula biliar
- Dor na perna
- Dor na região lombar
- Dor no pescoço
- Regula o fígado e a vesícula biliar

- Dor nas costelas
- Dor no pulso

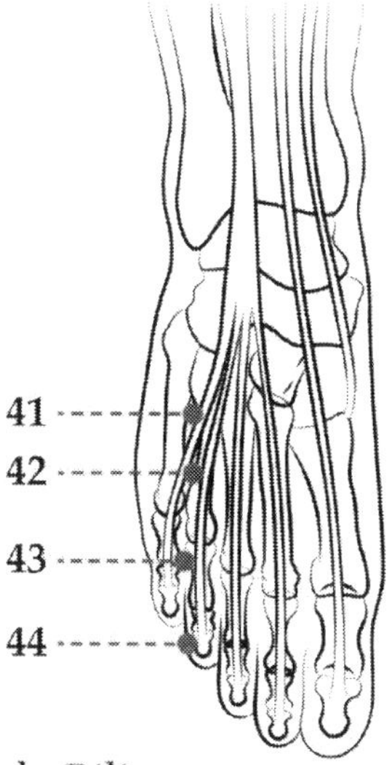

Vesícula Biliar

Vesícula Biliar 41
Localizado na depressão entre o quarto e quinto ossos do metatarso, na lateral do tendão extensor. Tradução: entre o quarto e o quinto ossos do pé.

Funções e Uso Comum
- Dor no pé
- Dores de cabeça
- Enxaquecas
- Dor no occipital (base do crânio)
- Regula o fígado
- Dor espástica nos pés ou dedos dos pés
- Dor nos dedos do pé

Este ponto pode ser usado para tratar muitos tipos de dores de cabeça e é indicado para facilitar a lactação.

Vesícula Biliar 42

Entre o quarto e quintos ossos metatarsais, no lado medial do tendão extensor.

Funções e Uso Comum

Trata dores nos pés, dores nas costelas e dores de cabeça.

Vesícula Biliar 43

Entre o quarto e quinto dedos do pé, à margem da rede dos dedos do pé.

Funções e Uso Comum

Trata dores de cabeça, dores nos pés, vertigem, regula a vesícula biliar e beneficia os ouvidos e os olhos.

Vesícula Biliar 44

No lateral do quarto dedo do pé, 0,1 cun atrás do canto da unha.

Funções e Uso Comum

Regula a vesícula biliar e trata enxaquecas e vertigens.

Pontos Extras

An Mian	Sono Tranquilo
Ba Feng	Oito Ventos
Ba Xie	Oito Patógenos
Bi Tong	Penetrando no Nariz ou Passagem pelo Nariz
Dan Nang Xue	Ponto da Vesícula Biliar
Ding Chuan	Parar a Asma
Er Bai	Dois Brancos
He Ding	Topo do Guindaste
Hua Tuo Jia Ji	Pontos Paravertebrais de Hua Tuo
Jia Bi	Bochecha e Nariz Ponto Sinusal
Jia Cheng Jiang	Adjacente ao Contêiner de Fluidos
Jian Qian	Frente do Ombro
Lan Wei Xue	Ponto do Apêndice
Luo Zhen	Ponto de Pescoço Rígido
Shi Xuan	Dez Difusões
Si Shen Cong	Quatro Modos de Iluminar o Espírito
Tai Yang	Yang Supremo
Ti Tuo	Levantamento e Suporte
Xi Yan	Olhos do Joelho
Yao Tong Xue	Pontos de Dor Lombar
Yao Yan	Olhos Lombares
Yin Tang	Portão do Espírito
Yu Yao	Cintura de Peixe
Zi Gong	Ponto do Útero, também chamado de Palácio do Filho

Estes pontos são indicados primeiro em chinês porque não têm números que se usem comumente. Na maioria dos casos, a tradução em inglês é colocada primeiro na imagem, mas a maioria dos acupunturistas se refere aos pontos pelo nome chinês. Estes pontos são chamados de "pontos extras" porque na maioria dos casos não estão localizados em um meridiano.

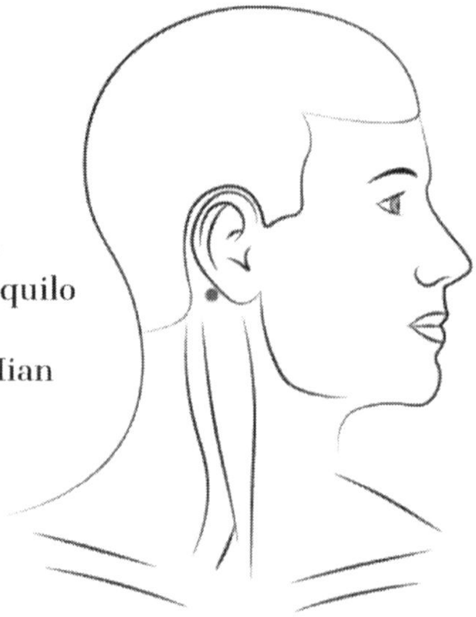

An Mian - Sono Tranquilo
No ponto médio entre o Vesícula Biliar 20 e o Triplo Aquecedor 17.

Funções e Uso Comum
Acalma o espírito. É usado para tratar insônia.

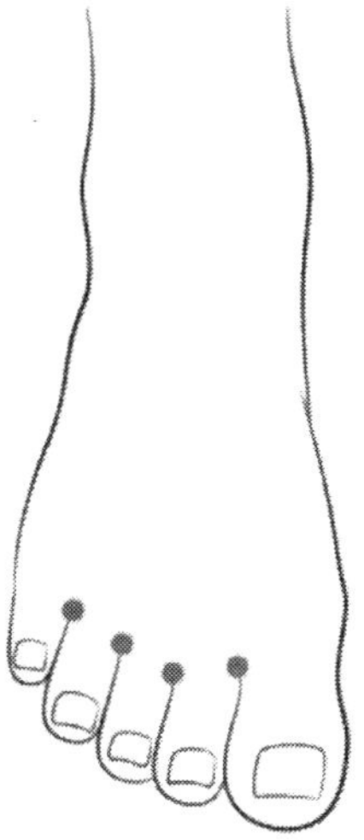

Ba Feng – Oito Ventos
No dorso do pé, entre os dedos dos pés, nas margens das membranas interdigitais. São oito pontos no total.

Funções e Uso Comum
Tratar dor no pé e dores de cabeça. Os pontos Ba Feng são excelentes para tratar a neuropatia diabética. Funcionam restaurando a circulação normal nos pés.

Observações Clínicas
Os pontos Ba Feng são eficazes para restaurar a circulação saudável nos pés. Utilizo-os para neuropatia diabética ou qualquer tipo de problema neurológico nos pés. São muito eficazes para dormência dos pés. Os pacientes não se importam com eles no início, até que os nervos acordem e comecem a funcionar de novo. Aí eles podem ficar sensíveis e doloridos. Quando começam a doer, você sabe que os nervos estão funcionando melhor e não precisa tanto dos pontos.

Eu também consideraria o uso de Ba Feng para tratar problemas nas pernas após um derrame. O tratamento das extremidades dos pés é muito eficaz para restaurar a função neurológica normal. É preferível a acupuntura, mas qualquer tipo de acupressão ajudará. Usar um massageador nesta área ou apenas massagear os pontos com os dedos ajuda.

Oito
Patógenos

Ba Xie

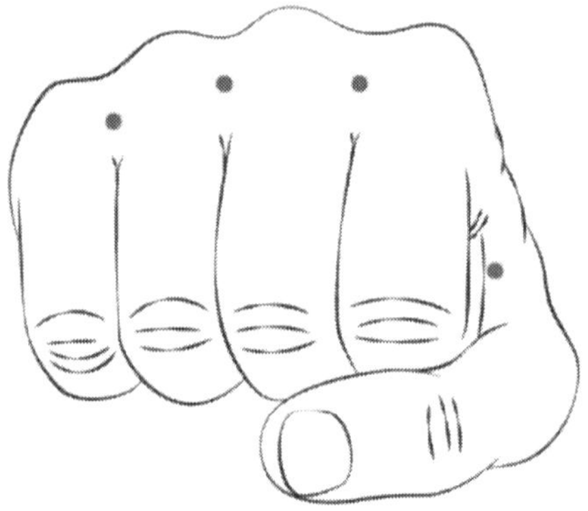

Ba Xie – Oito Patógenos
No dorso da mão, na junção da pele branca com a vermelha da membrana da mão. São oito pontos no total.

Funções e Uso Comum
Estes pontos tratam dormência, rigidez e dor nos dedos e na mão.

Observações Clínicas
São muito eficazes para melhorar o fluxo de sangue para a mão e tratar qualquer tipo de problema na mão. Também podem ser usados para tratar problemas neurológicos. Estimulando os nervos, eles regulam a função neurológica. (Quando os nervos são danificados, eles tendem a funcionar mal. As dores lacerantes

e a perda de controle das mãos podem ser causadas por nervos danificados. Quando as mãos estão dormentes, há falta de circulação. Estimular estes pontos ajuda a restaurar a função.) Estes pontos correspondem aos pontos Ba Feng, localizados entre os dedos dos pés. Ambos são úteis para doenças neurológicas.

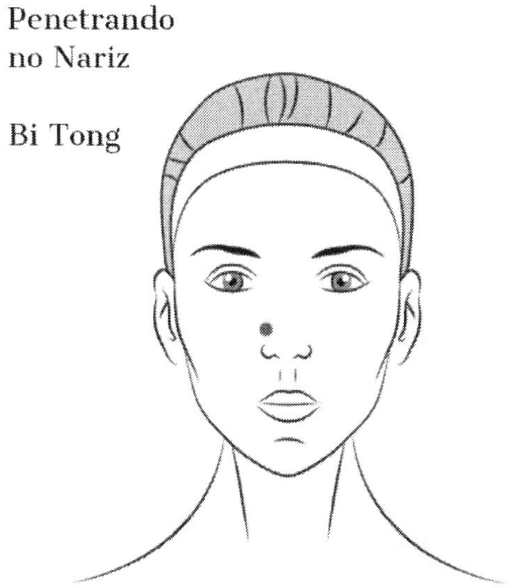

Bi Tong – Penetrando no Nariz ou Passagem pelo Nariz
No ponto mais alto da abertura nasolabial.

Funções e Uso Comum
Beneficia o nariz. Utilizado para congestão e secreção sinusal, pólipos nasais, reações alérgicas. Este ponto estimula a circulação saudável nos seios nasais, o que é útil para dores de cabeça dos seios nasais.

Dan Nang Xue – Ponto da Vesícula Biliar
O ponto sensível 1-2 cun abaixo do Vesícula Biliar 34, somente na perna direita. Encontre o ponto mais mole. O Vesícula Biliar

34 se localiza 1 cun abaixo e na frente da cabeça da fíbula, junto ao joelho.

Funções e Uso Comum

Dissipa o calor úmido na vesícula biliar, o que trata cálculos biliares, distúrbios do ducto biliar e dor nas costelas. Calor úmido pode se traduzir como inflamação.

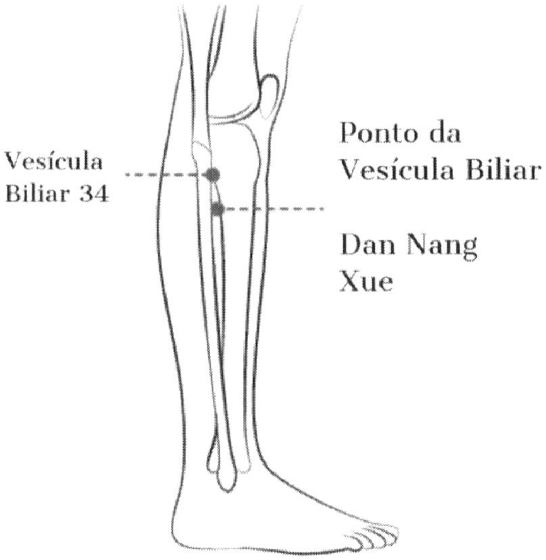

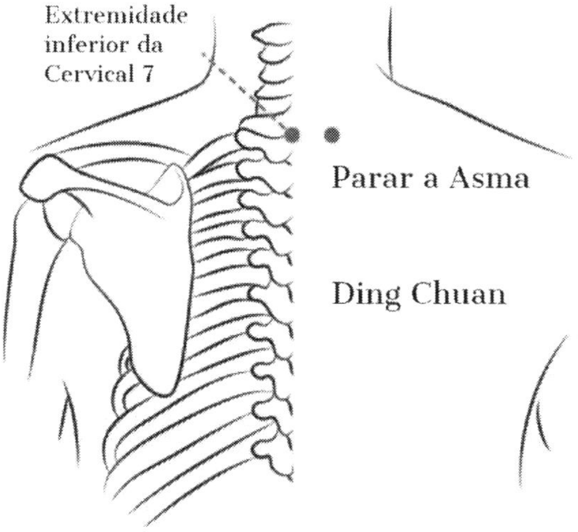

Ding Chuan – Parar a Asma
Localizado 0,5 cun ao lado do Vaso Governador 14, ou na altura da vértebra cervical 7.

Funções e Uso Comum
Acalma a dificuldade para respirar, trata sibilos, asma e para a tosse.

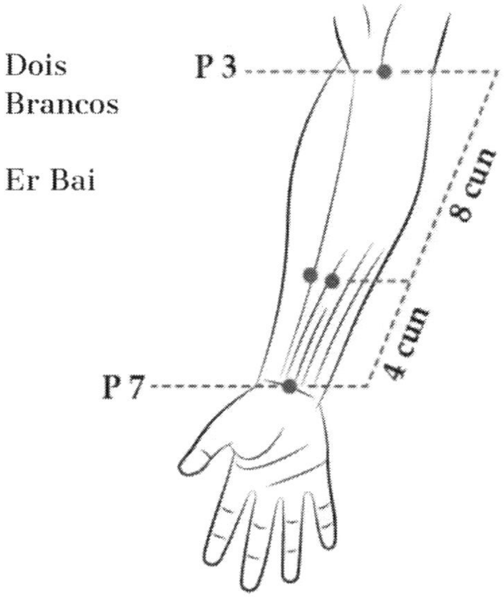

Er Bai – Dois Brancos
Localizado em ambos os lados do tendão flexor radial do carpo, a 4 cun da prega do pulso.

Trata hemorroidas e prolapso do reto.

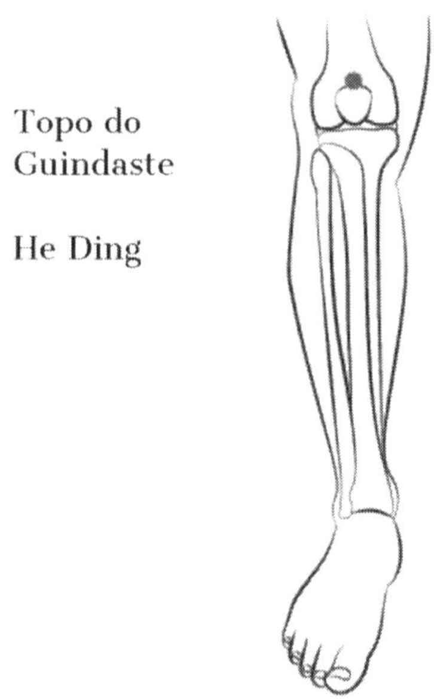

He Ding – Topo do Guindaste
Na depressão do ponto médio da borda patelar superior.

Funções e Uso Comum
Melhora o fluxo de sangue no joelho. Este ponto é combinado com outros pontos, como Estômago 36, Estômago 35, Baço 9 e Baço 10 para tratar dor no joelho.

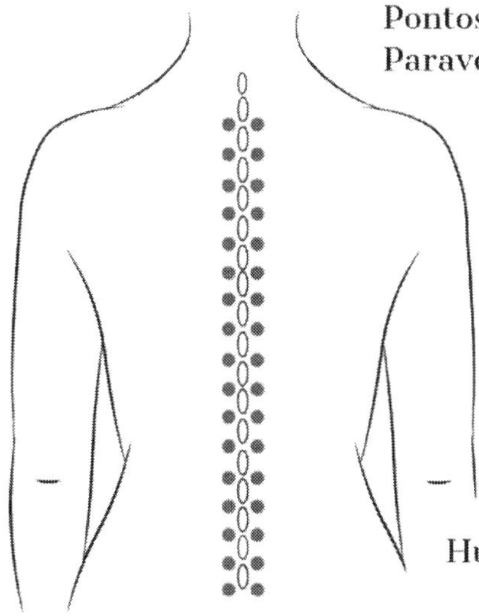

Hua Tuo Jia Ji – Pontos Paravertebrais Hua Tuo

Um grupo de 34 pontos em ambos os lados da coluna vertebral, localizados 0,5 cun ao lado da borda inferior de cada processo espinhoso. Os pontos vão da primeira vértebra torácica até a quinta vértebra lombar. Estes pontos são comumente chamados de pontos Jiaji.

Funções e Uso Comum

Estes pontos podem ser usados para regular os nervos da coluna. Costumam ser mais usados para tratar dor nas costas. Eles estimulam fortemente a função nervosa na coluna para aliviar a dor e restaurar a função saudável.

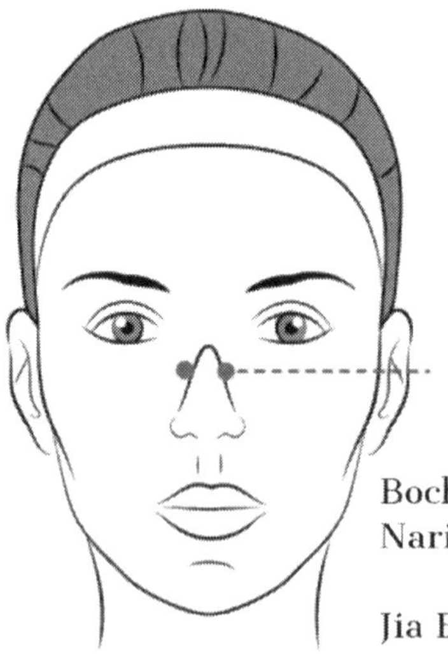

Jia Bi – Bochecha e Nariz
O Jia Bi está localizado no osso sinusal, acima do Bi Tong.

Funções e Uso Comum
Este ponto é muito eficaz para abrir os seios nasais. Este ponto é um exemplo de como a medicina chinesa é rica. Há tantos pontos que o tempo todo aprendemos pontos novos. Eu estava procurando on-line por uma imagem para Bi Tong e encontrei uma imagem que tinha Bi Tong, mas também tinha um ponto chamado Jia Bi. Eu nunca tinha visto este ponto em um livro de localização de pontos.

Pressionei este ponto e descobri que ele abriu meus seios nasais em segundos. A coisa mais fácil a fazer é segurar os dois lados do nariz bem na borda do osso do seio. Você vai parecer que está segurando o nariz, mas seus dedos estão mais altos.

A acupressão é muito eficaz nesse ponto. Na verdade, eu preferiria acupressão à acupuntura neste ponto. Você pode pressionar suavemente a cartilagem do nariz nesta área. Isso pode ser usado para qualquer bloqueio sinusal. Os problemas sinusais costumam causam dor em qualquer lugar da face, inclusive dores de cabeça dos seios nasais. Se você tiver dor na face ou na mandíbula, considere o uso destes pontos para restaurar a circulação nos seios nasais.

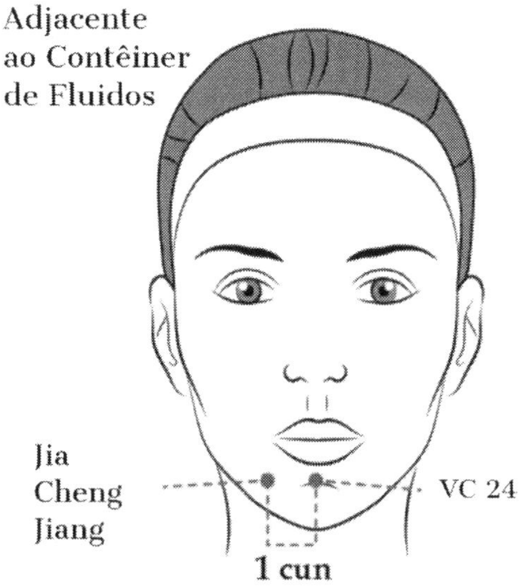

Jia Cheng Jiang – Adjacente ao Contêiner de Fluidos
Localizado 1 cun ao lado do Vaso Concepção 24.

Funções e Uso Comum
Este ponto pode ser usado para tratar desvio da boca e do olho. Ele também trata paralisia facial e neuralgia do trigêmeo.

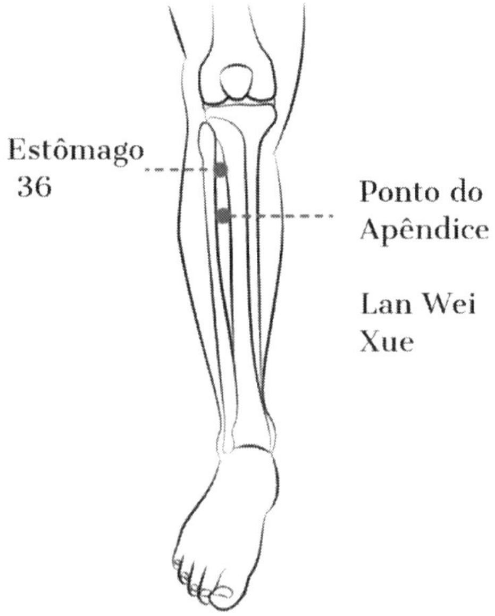

Lan Wei Xue – Ponto do Apêndice
O ponto macio cerca de 2 cun abaixo do Estômago 36, somente na perna direita. Este ponto será macio quando pressionado. Deve-se encontrar o ponto mais macio para o tratamento.

Funções e Uso Comum
Limpa o veneno do fogo do intestino grosso, trata apendicite crônica, pé caído e paralisia da perna. O veneno do fogo pode ser descrito como uma inflamação intensa. Este ponto especificamente trata apendicite e melhora intensamente a circulação na perna e no pé para tratar problemas nos pés e pernas.

Frente do Ombro

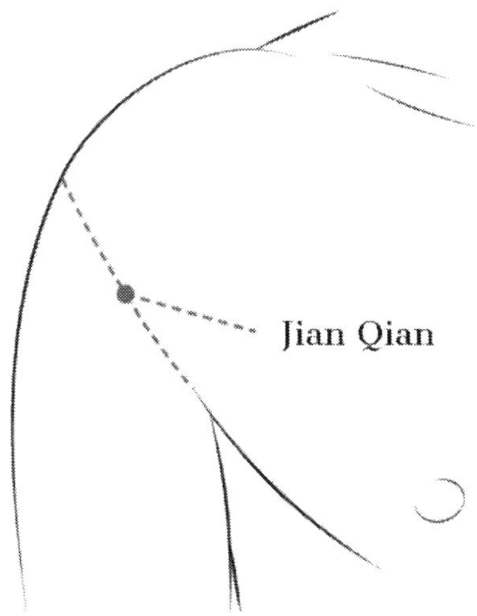

Jian Qian – Frente do Ombro
Localizado na parte frontal da articulação do ombro, a meio caminho entre o ponto Intestino Grosso 15 e a prega axilar. A axila é o sovaco.

Funções e Uso Comum
Este ponto trata dor e imobilidade da articulação do ombro.

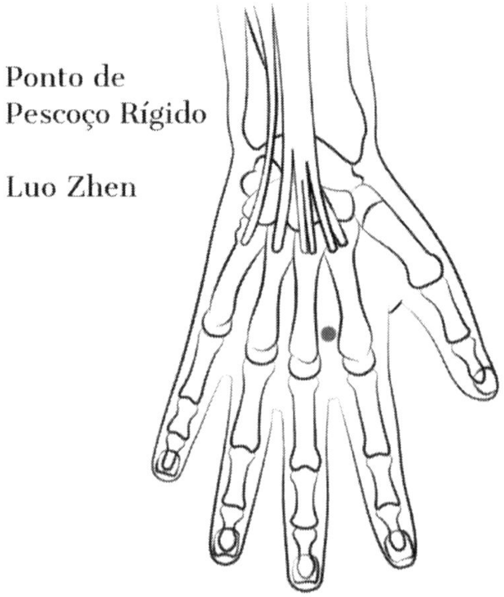

Luo Zhen – Ponto de Pescoço Rígido
Localizado no dorso da mão, na depressão entre o segundo e o terceiro ossos da mão.

Funções e Uso Comum
Alivia rigidez no pescoço, dor no pescoço, incapacidade de virar a cabeça para o lado e dor de cabeça.

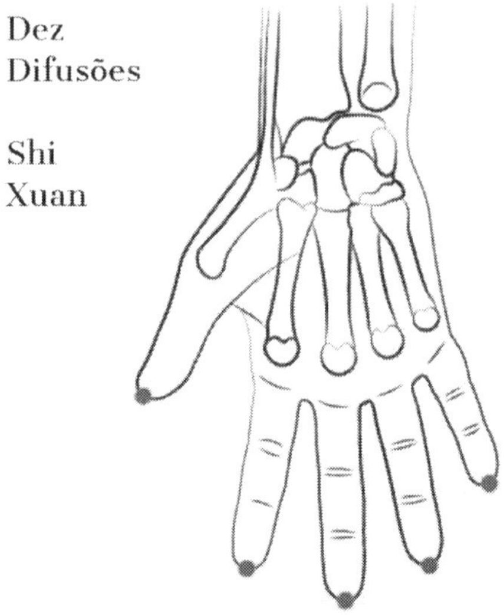

Shi Xuan – Dez Difusões
Nas pontas dos dez dedos das mãos, a cerca de 0,1 cun das unhas.

Funções e Uso Comum
Reanima a consciência e dissipa o calor. Usado para perda de consciência e recuperação após derrame.

Quatro Modos de Iluminar o Espírito

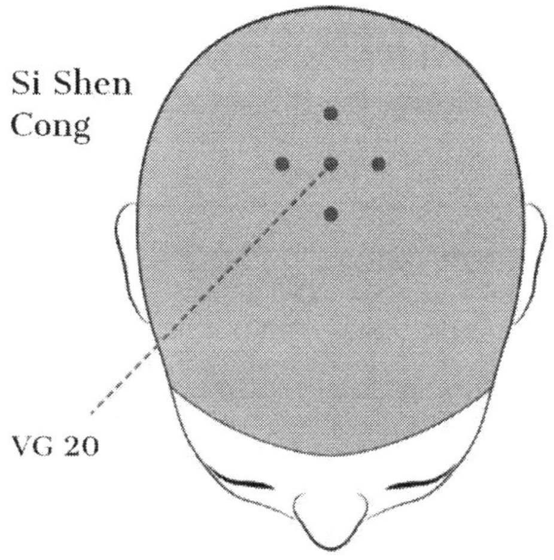

Si Shen Cong – Quatro Modos de Iluminar o Espírito
Um grupo de quatro pontos localizados no vértice da cabeça, cada ponto a 1 cun do Vaso Governador 20.

Funções e Uso Comum
Estes pontos acalmam o espírito, e beneficiam os olhos e ouvidos. Estes pontos podem ser usados para estimular o cérebro a melhorar a memória, tratar insônia, tonturas e problemas oculares.

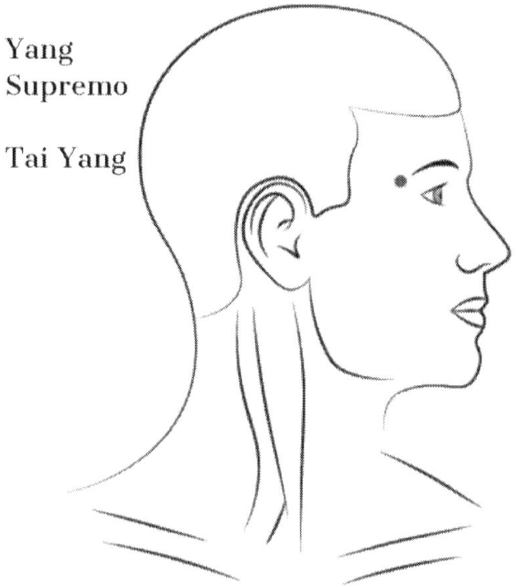

Tai Yang – Yang Supremo
Na depressão localizada cerca de 1 cun posterior ao ponto médio entre a extremidade lateral da sobrancelha e o canto externo do olho.

Funções e Uso Comum
Reduz o inchaço e alivia a dor. Trata a neuralgia do trigêmeo, distúrbios oculares, problemas de visão, dor ocular e desvio da boca e do olho.

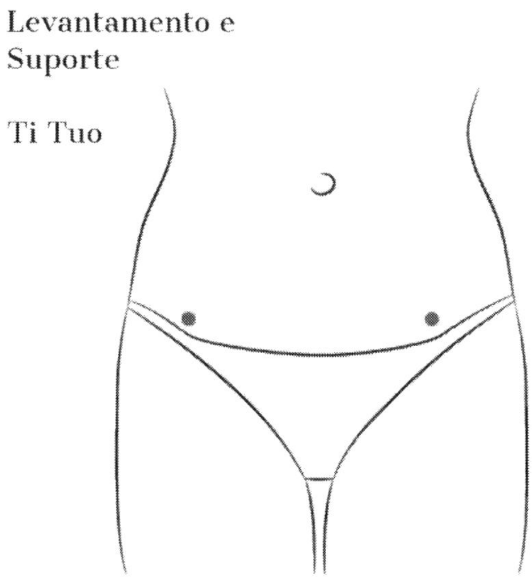

Ti Tuo – Levantamento e Suporte
Localizado 4 cun ao lado da linha mediana, na altura do Vaso Concepção 4, que fica 3 cun abaixo do umbigo.

Funções e Uso Comum
Este ponto é usado para prolapso do útero e menstruação dolorosa. Em muitos casos são necessárias as ervas chinesas para fortalecer o corpo. O prolapso é causado pela fadiga na maioria dos casos. As ervas tônicas energéticas são prescritas para restaurar os níveis de energia.

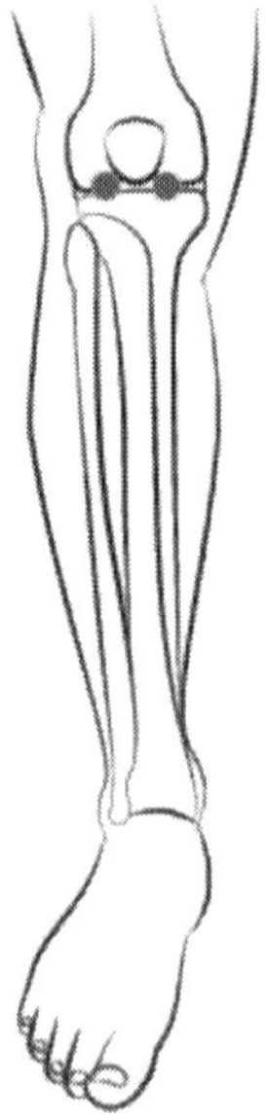

Xi Yan – Olhos do Joelho
Dois pontos em ambos os lados do ligamento patelar. Localizados nos olhos do joelho, que se encontram junto à patela.

Funções e Uso Comum
Trata dor na articulação do joelho, dificuldade para mexer o joelho e joelhos enfraquecidos. Este ponto costuma ser combinado com outros pontos em volta da articulação do joelho, como He Ding, Estômago 34, Estômago 36, Baço 9 e Baço 10.

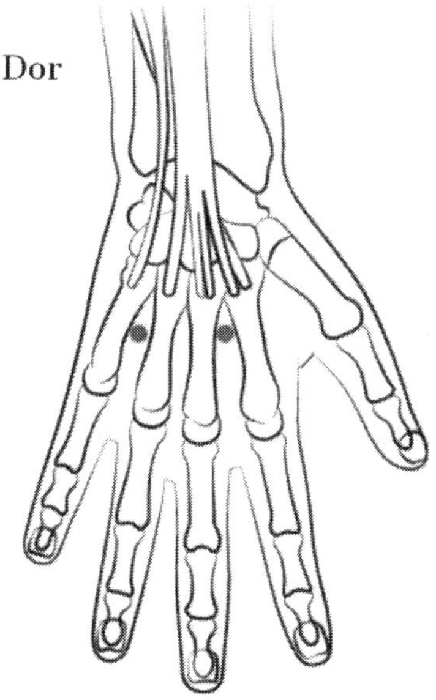

Yao Tong Xue – Pontos de Dor Lombar
No dorso da mão, entre o segundo e o terceiro ossos e entre o quarto e o quinto ossos. Há dois pontos em cada mão.

Funções e Uso Comum
Usados para dores na região lombar.

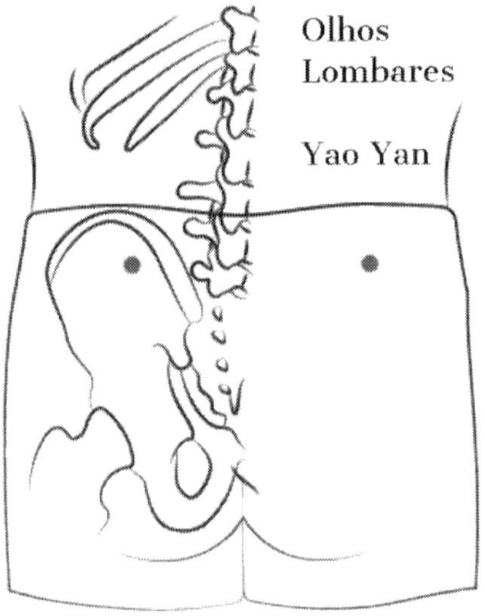

Yao Yan – Olhos Lombares
Na depressão localizada 3,5 cun ao lado da borda inferior da vértebra lombar 4.

Funções e Uso Comum
Usados para tratar dor na região lombar e fortalecer os rins.

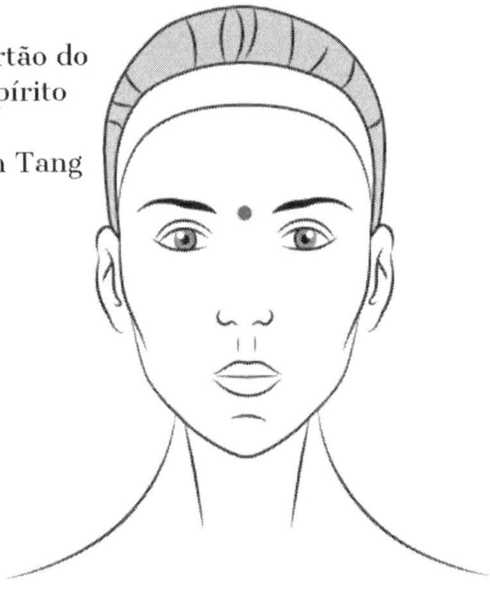

Yin Tang –Portão do Espírito

A meia distância entre as extremidades mediais das duas sobrancelhas.

Funções e Uso Comum

Acalma a mente, beneficia o nariz, trata insônia e congestão nasal. Este ponto é muito eficaz para tratar insônia e é muito calmante.

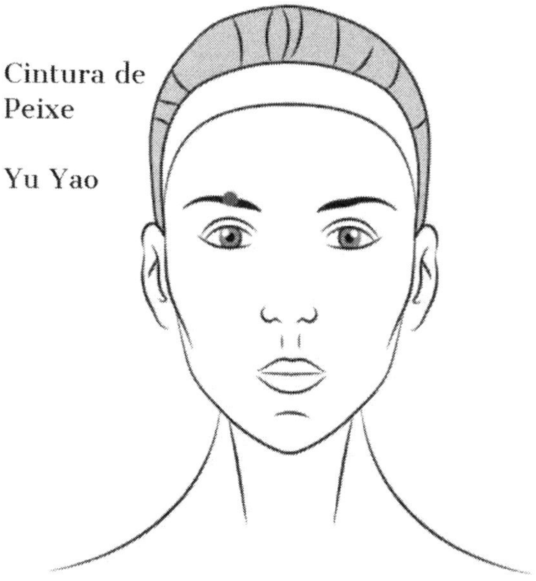

Yu Yao – Cintura de Peixe

No ponto médio da sobrancelha.

Funções e Uso Comum

Beneficia os olhos. Pode ser usado para dor nos olhos e pálpebras caídas. A acupuntura é muito eficaz para relaxar os músculos contraídos da face que causam rugas.

Ponto do Útero

Zi Gong

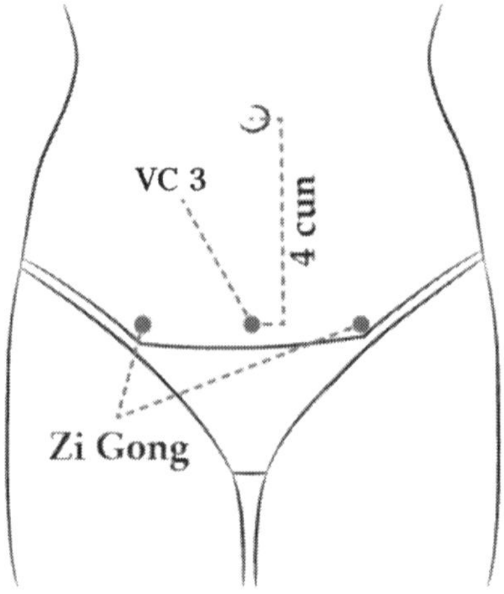

Zi Gong – Ponto do Útero ou Palácio do Filho
Três cun ao lado do Vaso Concepção 3. Localizado 4 cun abaixo do umbigo e 1 cun acima do osso púbico.

Funções e Uso Comum
O Zi Gong regula a menstruação. Trata prolapso do útero, infertilidade e sangramento uterino anormal. Este ponto é muito usado para tratar infertilidade. Ele melhora o fluxo sanguíneo na pélvis e, em alguns casos, mostrou até mesmo que desbloqueia as trompas de Falópio.

Como a Acupuntura Melhora a Fertilidade

- Restaura o fluxo sanguíneo saudável na pélvis
- Melhora os rins, que é como a medicina chinesa trata os desequilíbrios hormonais
- Regula o fígado, que regula os hormônios

- Restaura a saúde completa, que é necessária para uma fertilidade saudável

A acupuntura e a fitoterapia chinesa devem ser dadas tanto para o homem quanto para a mulher. A acupuntura restaura a saúde, não trata a infertilidade como uma entidade separada. Ela restaura a saúde para que o corpo possa funcionar normalmente. Os padrões comuns que são observados em pacientes com infertilidade são:

- Estagnação do Qi do fígado
- Deficiência de rim
- Estagnação do sangue

Além de ajudar a melhorar as chances de concepção, a acupuntura também pode ser usada para melhorar a saúde da mãe durante a gravidez. Se a mãe faz acupuntura durante a gravidez, o bebê costuma ser muito calmo. A acupuntura trata e acalma o bebê, assim como trata a mãe. Estes bebês são chamados de *Bebês de Acupuntura*. É um fenômeno bem conhecido que os *Bebês de Acupuntura* são muito calmos e choram menos que os outros bebês.

Recursos

Usei várias fontes para as imagens neste livro. Comparei vários livros e escolhi os lugares e funções mais usados de cada ponto.

A Manual of Acupuncture (Um Manual de Acupuntura), de Peter Deadman, Mazin Al-Khafaji e Kevin Baker. Este é o livro que os estudantes de acupuntura usam para aprender os locais dos pontos na escola.

Acupuncture Points Images and Functions (Imagens e Funções dos Pontos da Acupuntura), de Arnie Lade. Este livro não tem todos os pontos e não tem imagens dos pontos. É uma consulta extremamente boa para uma grande variedade de funções dos pontos.

Acupuncture, A Comprehensive Text (Acupuntura, Um Texto Abrangente), da Shanghai College of Traditional Medicine, de John O'Connor e Dan Bensky. A maioria dos acupunturistas chama este livro simplesmente de o "Shanghai Book" (Livro de Xangai). É um livro de consulta para muitos estudantes de acupuntura.

The Foundations of Chinese Medicine (Os Fundamentos da Medicina Chinesa), de Giovanni Maciocia. Este é o texto do primeiro ano para estudantes de acupuntura. Explica o diagnóstico da medicina chinesa e a teoria da medicina chinesa.

The Practice of Chinese Medicine (A Prática da Medicina Chinesa), de Giovanni Maciocia. Este é o livro do segundo ano para estudantes de acupuntura. Dezenas de doenças são explicadas conforme a medicina chinesa. Explica como diagnosticar e tratar doenças, quais pontos de acupuntura usar e quais fórmulas fitoterápicas usar.

Índice

Sobre a Autora

Deborah Bleecker é Acupunturista Licenciada e possui Mestrado em Medicina Oriental. Um diploma em Medicina Oriental é uma combinação de acupuntura e fitoterapia chinesa. Este é um sistema completo de medicina que é usado há milhares de anos.

Sofreu lesões no trabalho em 1994 e viveu com dores crônicas até que decidiu que teria que encontrar suas próprias respostas para seus problemas de saúde. Os médicos lhe disseram que sua dor era incurável, mas ela conseguiu se recuperar com a ajuda da acupuntura e da fitoterapia chinesa.

Ela pode ser contatada pelo deborahbleecker@gmail.com.

Made in the USA
Las Vegas, NV
07 April 2026

44984620R00146